カラダが20歳若返る!

医師もみとめた

狂言トレーニング

和儀

狂言師
茂山千三郎

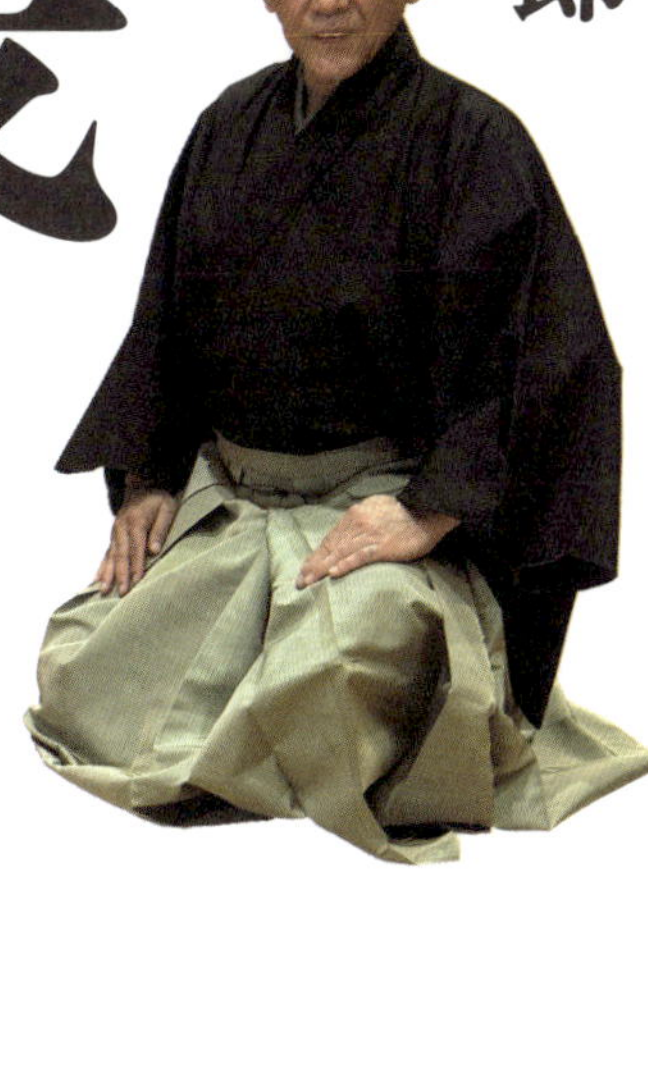

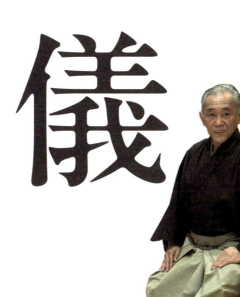

はじめに

「和儀」は、670年以上続く狂言の伝統的な身体技法や呼吸法をもとにした新しい健康法です。

「日本人が失ってしまったものを取り戻す」ということを大切にしています。

現代社会では、生活様式や学び方の変化により、日本人の身体や心のあり方が大きく変わってしまいました。

これらの変化が、身体的な健康だけでなく、精神的なバランスや対人関係にも影響を与えているのです。

近年、私たちの生活スタイルは大きく変化しました。

生活環境の変化や食事内容の変化、さらにはトイレや座り方の変化など、さまざまな要因が絡み合い、日本人の身体はかつての自然なバランスを失ってしまいました。

長時間のデスクワークや、スマートフォン・タブレットの使用により、姿勢が悪くなり、下半身の筋力が低下し、骨格が歪むなどの問題も生じています。

これらの問題は、腰痛や肩こり、慢性的な疲労感など、日常生活の質を低下させる要因となっています。

また、学び方の変化も問題視されています。

現代の学び方は非常に理屈的で、「左脳優位」に偏りがちです。

その結果、感覚や感性を重視する「右脳優位」な学びが疎かになり、「直感力」や「共感力」が弱まっているのです。

これは、現代人が自分自身を俯瞰《ふかん》して見られなくなっていること、つまり「俯瞰力」の欠如にもつながっています。

そうしたことから「私が、私が」という自己中心的な態度が強まり、対人関係のトラブルが増えています。

最近、SNSでの「失言」や「誹謗中傷」が問題となっていますが、これも俯瞰力、共感力の欠如の現れと言えるでしょう。

和儀には、身体と心を再び調和させるための三本柱として「身」「儀」「礼」があります。

「身」は身体づくり、「儀」は学びを素直に身体に落とし込むこと、そして「礼」は感謝を指します。

この「身」「儀」「礼」は、すべてが重要です。

しかし、まず「儀」がなければ「身」につかないのです。

つまり、身体を通して素直に学び、感じることができなければ、心身の健康と美しさは得られないと考えるのが和儀です。

デジタル技術や人工知能がますます進化する現代において、身体感覚や感性がこれから、とても重要な要素となります。

今後ますます価値が高まるスポーツや芸能といった分野では、とくに身体感覚や感性、直感力が求められます。

和儀は、これらの力を養い、「右脳優位」での学びが実現できます。

私は日頃から、日本人が失ってしまったものを再び取り戻すために、「俯瞰力」「共感力」「直感力」を向上させることや、つねに自分や他者と調和し、美しく健康に生きることを説いています。

和儀の三本柱である「身」「儀」「礼」は、それぞれ「美しい身体」「美しい生き方」「幸せな生き方」を意味します。

まずは身体が健やかであることが、健全な精神による美しい生き方の基盤となります。

そして、健やかな身体と健全な精神を持つためには、つねに自分や他者、社会への感謝の心を持つことが大切です。

この定義は、和儀が目指す「身」「儀」「礼」の考えとも深く一致します。

私が目指す「日本人が失ってしまったものを取り戻す」という目標は、日本人だけが失ったものではなく、人間が失ったものであり、世界共通の健康の追求とも言えるでしょう。

本書を通じて和儀を学ぶ際に意識していただきたいのは、「まずはやってみる」「身体で体験してみる」ということです。

そうすることで、きっと大きな変化が訪れるでしょう。

和儀は、心と身体の調和を取り戻し、現代社会で失われがちな自然な感覚を再び取り戻すための道標《みちしるべ》となります。

本書が、あなたの健康と美しさ、そして幸せな生き方の一助となることを願っています。

目次

第2章 「丹田呼吸」の実践と効能

第3章 姿勢は「軸」を意識しよう

第4章

歩き方を変えよう。摺り足で「運ぶ」

第5章 大事な「丹田」を中心にした総合的健康法

第1章

和儀があなたの人生を変える

現代の日本人は長生きしていない

本書では、みなさんが「和儀」の考え方や方法論を通し、古くから日本人に適していた身体の使い方を取り入れることで、健康寿命を延ばし、精神を安定させ、より豊かな生活を送れるようになることを目指しています。

私の父「(四世)茂山千作《せんさく》」(享年93歳)は他界する半年前まで現役で、祖父「(三世)茂山千作」(享年89歳)も86歳まで現役でした。

能楽師として、今なお活躍している野村萬《のむらまん》先生や、野村万作《まんさく》先生、(四世)山本東次郎《やまもととうじろう》先生も、みなさん長寿で現役です。

さらに、長寿であることはもちろん、認知症もなく、介護も不要で、健康かつ元気にしておられます。

このように、**狂言師は長寿が多いのですが、それは、この本でお伝えする伝統的な狂言技法にもとづいた所作や生活習慣が影響している**からです。

まずは、現代日本人の「長生き」について考えてみましょう。

現代の日本人は、平均寿命の長さで世界的に抜きんでています。

しかし、単に平均寿命が長いだけでは「じつは日本人は長生きしていない」と考えることもできます。

「長生き」を考える際に注目すべきは「健康寿命」という概念なのです。

現代日本人は、平均寿命が延びる一方で、健康寿命はほとんど変わっていません。

健康寿命とは、日常生活を支障なく過ごせる期間を指し、これが短いことは見過ごせない問題です。

２０２２年の厚生労働省のデータによれば、日本人女性の平均寿命は87歳であるのに対し、健康寿命は75歳に過ぎません。

男性の場合も、平均寿命が81歳であるのに対して、健康寿命が72歳です。

つまり、男女ともに平均的に10年ほど、何らかの病気を抱えたり、介護を必要としたりしているわけです。

なぜ昔の日本人のほうが元気で長生きしていたのか

西洋の生活様式が入る以前の日本人は、健康寿命と実際の寿命がほぼ一致していました。

その原因は、人として生き物として、体質に合わない生活スタイルを導入した弊害によるものです。

たとえば「畳に座卓」から「テーブルと椅子」に、「和服、足袋《たび》、草履《ぞうり》」から「洋服、靴下、靴」といった具合です。

とくに、靴文化の導入や現代的な歩行スタイルは、医学的にも人間の骨格や健康に悪影響を与えているという指摘があります。

しかし、そんな現代においても、先述したとおり、我々狂言師のように、伝統的な日本の身体技法を取り入れている人々は、健康寿命が長く、80代や90代になっても現役で活動している例が多いのです。

これは、**古来の歩行法や呼吸法を実践し続けていることが、健康寿命を維持するうえで効果的**であることを示しています。

要するに、現代の日本人は、たしかに寿命こそ長いものの、健康な状態で長生きすることができていません。

そのため、この状況を改善するために、昔ながらの身体の使い方や生活スタイルを見直し、健康寿命を延ばすことが大切なのです。

狂言師が長生きできる「四つの理由」

狂言師たちが長生きできる理由は、日々の生活や舞台で実践している伝統的な身体技法や呼吸法にあります。

狂言は日本の伝統芸能であり、670年にもわたって受け継がれてきた身体の使い方や精神の保ち方が凝縮されています。

これらの技法は、現代人にとっても非常に効果的な健康法として規範となりうるもので、狂言師たちと同じように長生きを実現できると考えています。

なかでも重要視すべきは「呼吸法」です。

狂言師の呼吸法は、丹田《たんでん》を意識した深い腹式呼吸が基本です（丹田呼吸）。

詳細は第2章で取り上げますが、丹田を意識した呼吸法は、酸素を効率的に体内に取り込み、血液の循環を促進することで、健康に重要な要素を活性化させます。

また、深い呼吸は副交感神経を刺激し、リラックス効果を生み出すため、精神の安定にも寄与します。

呼吸法を通じて、狂言師たちは心身のバランスを保ち、健康な状態を維持しているのです。

次に、狂言師たちの独特な動きである「摺《す》り足」も、長生きに大きく寄与しています。

狂言の摺り足は、上半身のブレをなくし、床をなでるように足を運ぶ独特な歩行法です。

これにより、膝や腰に負担をかけることなく、体全体のバランスを保ちながら動くことができます。

このような歩行法は、じつは古くから日本人が自然におこなってきた歩き方であり、狂言師たちはこの伝統的な歩行法を現代においても実践しています。

そのおかげで体幹を強化し、身体にあった正しい姿勢を保つことができ、健康寿命を支えているのです。

さらに、狂言師たちが舞台で取り入れている「構え」にも注目してみましょう。

狂言においては、役者はつねに自分の体の「軸」を意識し「天地人（天と地と人間）」を結びつける感覚を養います（18ページ参照）。

狂言師の「構え」（和儀の構え）

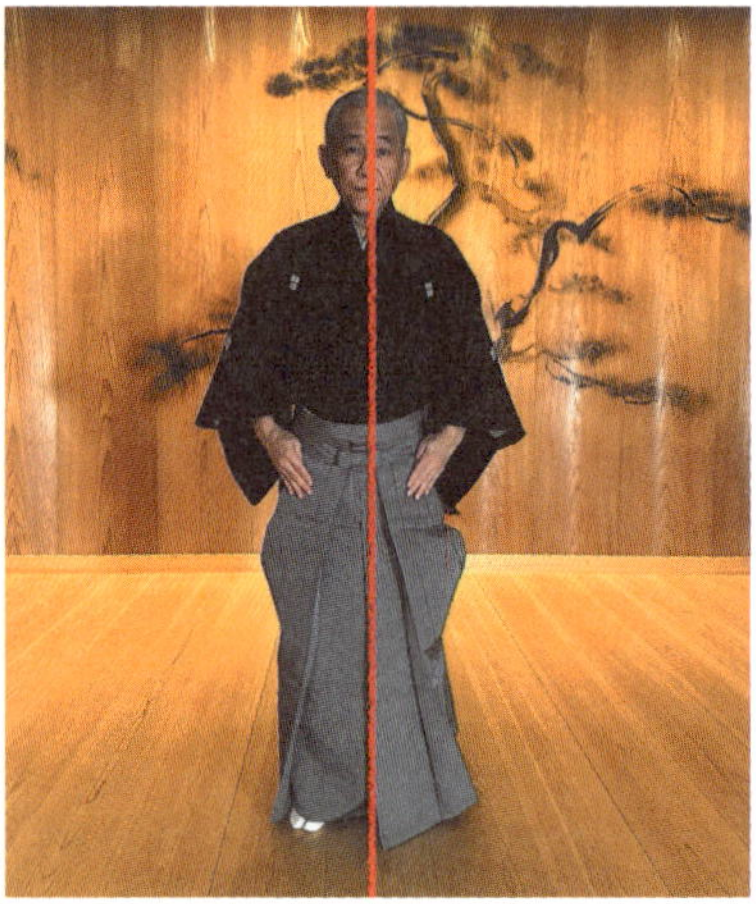

狂言師の「構え」。軸がブレずに、体が歪んでいないことがわかると思います。

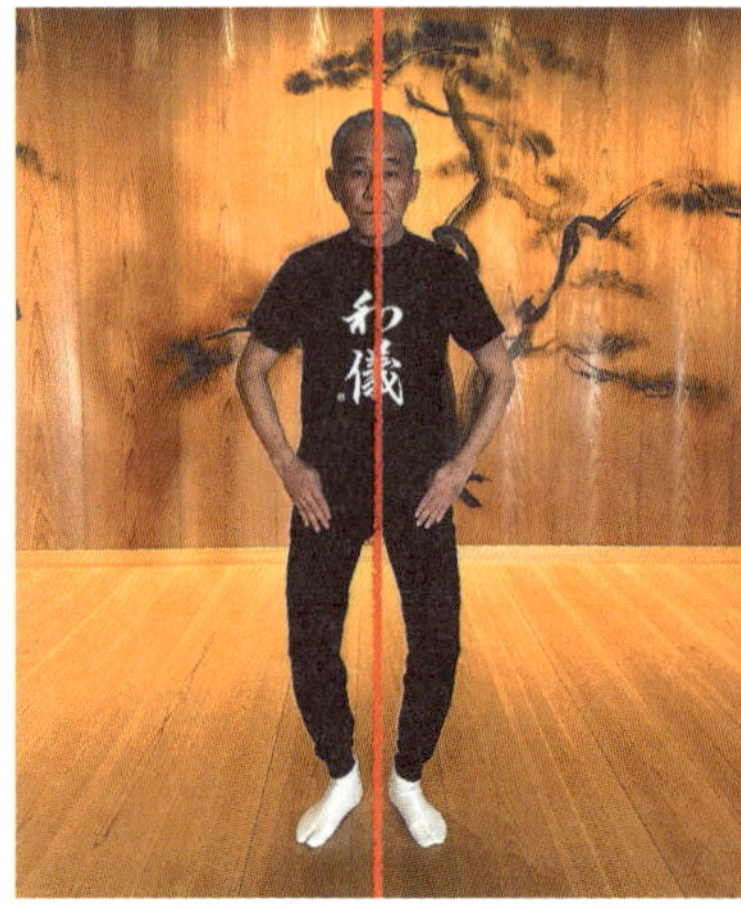

わかりやすいように洋装で同じ「構え」を取ります。真っすぐな軸が、上半身から腰まではもちろん、腰を落とした足のあいだまで、ほぼ左右対称に通っています。

この「軸」を保つことで、体が歪まず、エネルギーの流れがスムーズになり、全身の調和が取れた状態を維持できます。

この構えは、身体のバランスだけでなく、精神的な集中力や直感力を高める効果もあり、結果的に心身ともに健康な状態を保つことができます。

なお、狂言師たちは日常的に「感謝」の精神を大切にしています。

彼らは舞台に立つ際、つねに感謝の気持ちを持ち、それを演技や所作に反映させます。

この感謝の精神は、心の安定やポジティブな考え方を生み出し、ストレスを軽減する働きを持っています。

現代の科学でも、ポジティブな感情が健康に与える影響が指摘されており、我々、狂言師は感謝を実践することで、健康寿命に寄与していると言えるでしょう。

これらが複合的に作用し、狂言師たちは長生きをし、健康寿命を延ばすことができているのです。

彼らの身体技法や心構えは、現代の日本人にとっても学ぶべき点が多く、取り入れることで健康維持に役立つと考えられます。

和儀の三本柱「身・儀・礼」とは何か

「はじめに」でもお伝えしたように、和儀における「身・儀・礼」は、健康な心身を保つための三本柱として位置づけています。

これらは、単なる身体技法や礼儀作法にとどまらず、人生全般にわたる生き方や考え方を支える根本的な要素にもなります。

狂言から派生したこれらの概念は、現代人が忘れがちな心と体のバランスを取り戻すために非常に重要な意味を持っています。

「身」とは「美しい身体」を目指すこと

まず「身」とは、身体そのものを指します。

しかし、ここでは単に体をきたえるという意味ではなく、身体を正しく使う方法やその結果として得られる健康を意味します。

お腹から呼吸して声を出し、腹から笑うことや、自分の軸を知り、すべての動作においてぶれない軸を持って整えることです。

狂言において、役者は自分の体を最大限に活用し、効率的かつ自然な動きを追求します。

これには、正しい姿勢や歩き方、呼吸法が含まれ、相互作用することで体全体のバランスが整い、最大のパフォーマンスを発揮します。

現代人は、知識や理論に偏重した、いわば「頭でっかち」な状態になっていて、心と体のバランスが悪くなっています。

和儀における「身」とは、身体の健康とその維持のための技術と知識を含む広範な概念で「美しい身体」を目指すことを言います。

「儀」とは「素直に受け入れる」ということ

次に「儀」ですが、簡単に言えば「素直に受け入れる」ということです。

これは和儀に限ったことではありません。

長い歴史を持つもの、受け継がれてきた伝統などは「よいもの」だからこそ、受け継がれているわけです。

「儀」とは、これらを素直な心で受け入れて礼儀や儀式、そして社会的な関係性における調和を指します。

また、狂言においては、役者同士の調和や観客との関係が重要であり、これがよい舞台を作り上げる基盤となります。

素直に受け入れ、自身で咀嚼《そしゃく》した結果、最終的には「美しい生き方」に結びつきます。

和儀では、単に礼儀作法を守ることだけでなく、社会との調和を意識し、他者との関係を良

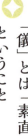

好に保つことを重視しています。

これにより、心の安定が保たれ、ストレスを軽減する効果が期待されます。

現代においても、人間関係や社会的なつながりが心身の健康に与える影響は大きく、儀を通じて調和を保つことが重要です。

「礼」とは自分自身や他者との関係を深めること

最後に「礼」とは、感謝や敬意の表現を通じて、自分自身や他者との関係を深めることを意味します。

狂言師たちは、舞台に立つ際に、つねに感謝の気持ちを忘れず、これを所作や言葉で表現します。

この感謝の精神は、自分自身に対する敬意や他者に対する敬意を育むものであり、心の豊かさをもたらします。

狂言の舞台では、単に奇をてらって聴衆の目を引こうと振る舞う者と、しっかりと観衆に感謝の気持ちを持って切実に演じる者、両者が同じ演目をおこなったとしても、観衆の印象に残り支持されるのは後者です。

これは存在感でもありますし、歌舞伎などでいう「色気」ですが、能や狂言では「花がある」と捉えます。

考えられるのは「氣」を発することにつながっているということです。

一流の経営者と呼ばれる稲盛和夫《いなもりかずお》さんや松下《まつした》

幸之助《こうのすけ》さんなども、よく神社に参拝し感謝を続けていたと言います。

礼を重んじることが、心を穏やかにし、精神的なバランスを保ったうえで氣を発する存在感にもつながるのです。

このように「身・儀・礼」は、狂言から派生した健康法である和儀において、心身の健康を保つための三本柱として機能しています。

さらに、これらは「美しい身体」「美しい生き方」、そして「幸せな生き方」という三つの側面から、現代人が見失いがちなバランスを取り戻すための重要な指針を示しています。

これらを日常生活に取り入れることで、健康で豊かな人生を送ることが可能になるでしょう。

和儀の三大要素「呼吸・構え・摺り足」

それでは、和儀健康法について、具体的に説明していきます。

和儀の健康法は「呼吸・構え・摺り足」の三大要素でできています。この三大要素が、狂言の身体技法をもとにした健康法の中核を成しているわけです。

これらは単なる身体動作ではなく、心身のバランスを整え、健康寿命を延ばすための効果的な方法として位置づけています。

それぞれの要素が、どのように健康に寄与するかを説明していきましょう。

「呼吸」は和儀の基礎となる要素

まず「呼吸」は、和儀の基礎となる要素です。狂言において重要視される「丹田呼吸」は、丹田を意識し、深くゆっくりと呼吸することで酸素を体内に効率的に取り込みます。

現代日本人の呼吸法の大半が「胸式呼吸」です。

呼吸は、息を吸って肺に酸素を取り込み、酸素と二酸化酸素の交換をおこなうことですが、「胸式呼吸」は胸郭《きょうかく》と呼ばれる肋骨《ろっこつ》に覆われた部分を拡張して肺を動かします。

一方で「丹田呼吸」は、大別すると肺（胸式）呼吸とは異なる「腹式呼吸」に含まれます。

腹式呼吸は、胸式呼吸よりも横隔膜《おうかくまく》を大きく下げることで、自動的に肺を広げる呼吸です。

その中でも丹田呼吸は、人間の氣が集まるとされている「丹田」を意識しながら腹式呼吸をおこなう方法です。

ヨガやマインドフルネスなどで用いられる瞑想をする際におこなわれる呼吸法も、じつは丹田呼吸です。

身体のリラックスを促し、副交感神経を活性化させるため、ストレスを軽減し、精神の安定をもたらします。

また、深い呼吸は血液循環を改善し、内臓の機能を高める効果もあります。

呼吸を整えることで、全身の調和が取れ、健康を維持するための土台が築かれるのです。

◆「構え」は和儀の中心的な技法

次に「構え」は、和儀の中心的な技法の一つです。

狂言師は、つねに自分の体の「軸」を意識し、この軸を中心にして動きを制御します。

構えは、体のバランスを保つために重要であり、姿勢を正しく保つことで、骨格や筋肉の負担を軽減します。

和儀では、この軸を能でいう「天地人」という型に沿って構えを説明しています。

「天」である宇宙と「地」である地球（大地）をつなぐ「人」という型です。

この「人」の軸が歪んでいると「天」と「地」のエネルギーがつながらず、循環できないというものです。

また、構えを意識することで、精神的な集中力も高まり、心身の一体感が得られます。

「はじめに」で、左脳優位を改善することを説きましたが、理屈中心になってしまうと「天」からのエネルギーが「頭」で蓋《ふた》をすることになり、入ってこなくなります。

そのことからも、構えによって軸を形成する際には、正しい呼吸による精神安定が重要です。

さらに、正しい構えは、正しい丹田の位置を知ることにもつながります。

したがって和儀においては、この構えが心身の健康を保つための鍵となっています。

「摺り足」こそ和儀のもっとも特徴的な所作

最後に、「摺り足」です。

「摺り足」こそ、狂言師の、そして和儀のもっとも特徴的な所作になります。

摺り足とは、下半身に重心を置き、仙骨《せんこつ》を立てて床をなでるように歩く技法で、これにより膝や腰に負担をかけずに移動することができます。

また、摺り足は、下半身の筋肉を効果的に使いながら、身体全体のバランスを保つことができるため、関節や筋肉の強化につながり老化を防ぐ効果があります。

さらに、摺り足をおこなうことで、身体の動きが滑らかになり、無駄な力を使わずに移動することができます。

これにより、長時間の活動でも身体に疲労が蓄積しにくく、健康を維持することが可能となるのです。

以上のように「呼吸・構え・摺り足」という和儀の三大要素は、それぞれが独立して機能するだけでなく、相互に補完し合うことで、心身の健康を総合的に保たせます。

それぞれについては、第2章、第3章、第4章で詳しくお伝えしていきます。

和儀を通じ、これらの要素を日常生活に取り入れることで、現代人もまた、狂言師のように健康な長生きを実現できるのです。

「呼吸」を変えることが最初の一歩

和儀を学び始めるにあたって、重要な要素は「呼吸」です。

呼吸は、単に酸素を取り入れるための生理的な行為だけでなく、心身の健康を支える根本的な要素として位置づけられています。

和儀が提唱する丹田呼吸を実践することで、身体だけでなく、心の状態までもが劇的に良好になるはずです。

和儀の丹田呼吸で意識しなければならない丹田は、男性と女性で位置が異なりますが（84ページ参照）、ここを正確に把握し、意識して呼吸することで、深く安定した呼吸が可能になります。

この丹田呼吸は、狂言でも重要な役割を果たしており、役者が舞台で長時間動き続けるための体力と精神力を支えています。

正しい丹田呼吸をおこなうことで、酸素が身体全体に行き渡ります。

その結果、細胞の代謝が活発化するとともに、生理活性物質マイオカインが分泌され、ミトコンドリアが活性化されるのです。

マイオカインとは、骨格筋から分泌される生理活性物質の総称です。

和儀の所作や呼吸により、DHEA（若返りホルモン、長寿ホルモン）など50種類のホルモンが分泌されます。

そのため、疲労回復や免疫力の向上が期待でき、長期的な健康維持に寄与します。

和儀を実践している方々は「丹田呼吸をおこなうと、血流がよくなり身体全体からジワーッと汗が出てくる」と感想を述べられます。

この際の汗は、食品添加物を含む脂溶性毒素を排出し、デトックス効果もあります。

また、**腹式呼吸でもある丹田呼吸は、副交感神経を活性化させる効果**があります。

副交感神経が優位になると、心拍数が落ち着き、血圧が安定し、全身がリラックスした状態になります。

現代社会では、ストレスが多く交感神経が過剰に働いている人が多いため、丹田呼吸を取り入れることで、心身のリラックスが促進され、ストレスの軽減につながります。

これにより、精神的な安定が得られ、集中力や判断力も向上するはずです。

そもそも、呼吸を意識しておこなうということは、精神面にも大きな影響を与えます。

呼吸を整えることで、心の中の雑念が取り払われ、集中力が高まります。

狂言においては、役者が舞台上でつねに集中力を保つことが求められますが、その基盤となるのが呼吸法です。

呼吸を通じて心を整えることで、役者は自分の演技に集中し、最高の成果を発揮できるのです。

この技法は、現代のビジネスや日常生活にお

いても応用可能であり、呼吸を整えることで、重要な場面での集中力や判断力を高めることができます。

まずは呼吸法をマスターすることで、ほかの技法の効果も最大限に引き出すことができるようになります。

和儀の呼吸法は、健康で豊かな人生を送るための鍵であり、まずは呼吸を整えることから始めることが、すべてを変える第一歩となります。

第2章

「丹田呼吸」の実践と効能

「浅い呼吸」は百害あって一利なし

現代は、生活習慣の変化やストレスの影響もあって、多くの人が浅い胸式呼吸をおこなっています。

理想の呼吸は「たくさんの酸素を取り入れること」。

胸式呼吸は、胸郭と呼ばれる肋骨に覆われた部分を拡張して息を吸う方法ですが、胸式呼吸を続けることで、健全な心身を保ちにくくなります。

じつは、胸式呼吸は酸素を十分に取り入れることができず、体の隅々まで十分な酸素を供給できていない可能性があるのです。

和儀の指導でおこなっているのは「丹田呼吸」ですが、これは深い呼吸、腹式呼吸でもあります。

イメージでいうと、まず身体全体は脱力します。

次に、お腹がぺったんこになるまで息を吐き切って、下腹に収縮感（丹田）を感じ、吸うときはお腹にも背中にも空気を入れる呼吸です。

本来、腹式呼吸のようにしっかりとした呼吸で酸素を身体中の細胞に運べば、細胞質内の酸素がエネルギーを作ります。

もっといえば、ミトコンドリア（クエン酸回路・電子伝達系）がエネルギーを作るのに酸素を必要とするのです。

このエネルギーはATP（アデノシン三リン酸）と言いますが、筋肉の稼働、身体の代謝、DNA複製などに寄与します。

胸式呼吸によって十分に酸素が取り入れられないということは、細胞のエネルギー産生が減少し、ATPの生成が滞るため、身体全体の代謝が低下するということです。

そのため、慢性的な疲労感や集中力の低下、体温の低下、免疫力の低下など、さまざまな不調が現れます。

また、それだけでなく、浅い呼吸は交感神経を優位にしやすく、ストレスを増幅させてしまいます。

胸式呼吸によって、身体はつねに緊張状態となり、副交感神経が働きにくくなるため、リラックスできず、心身の疲労が蓄積されます。

その結果、精神的な不安や焦りが増してしまい、長期的には心身の健康に悪影響を及ぼすリスクが高まるのです。

さらに、筋肉の緊張を助長し、肩こりや腰痛、頭痛、消化不良などの身体的な不調や睡眠の質を悪化させるなどの作用を引き起こします。

これらの問題に対処するためには、腹式による深い呼吸を意識することが重要です。

とくに、丹田呼吸は、身体全体に酸素を効率よく供給し、血流を促進するため、代謝が向上し、疲労の回復が早まります。

浅い呼吸は「百害あって一利なし」です。

これらの悪影響が積み重なることで、健康寿命が短縮されてしまいます。

逆に、丹田呼吸により深い呼吸を実践することで、心身の健康を保ち、より質の高い生活を送ることが可能になります。

和儀を通して呼吸法を学ぶことで、現代社会における多くの健康問題に対処し、よりよい健康状態を維持する基盤を築くことができます。

現代社会こそ「古来の呼吸法」が効く

丹田呼吸は、深い腹式呼吸を通じて、丹田（人間の氣が集まる箇所）に意識を集中させながらおこなう呼吸法です。

この呼吸法を実践することで、酸素の取り込み量が増え、身体的な効果として血液循環が改善されます。これにより、冷え性や低体温、肩こり、腰痛などが緩和され、全身の代謝が活発化します。

深い呼吸は、副交感神経を活性化させ、リラックス効果を高めるので、ストレスが軽減されて、不安感やイライラが減少し、精神的な安定感も得られます。

また、集中力や判断力が向上し、日常生活や仕事においてもパフォーマンスが向上します。

これらは前述しましたが、さらに丹田呼吸は、体幹の筋肉をきたえる効果もあります。

内臓の位置を正しく保つことで、消化機能の改善や便秘の解消、肥満防止にも役立ち、基礎代謝が上がるので痩せやすい身体になるでしょう。

体内の老廃物が効果的に排出されるため、肌の調子がよくなり、美容効果も期待できます。「はじめに」でも触れたとおり、和儀で取り入れる呼吸法は、670年以上の歴史を持つ狂言の技術をもとにしています。

また、その効果は医学的にも証明されています。呼吸を変えるだけでこれほどの効果があることは、私自身も驚きであり、実生活に取り入れるべき価値が十分にあると確信しました。

とくに、現代社会でストレスや健康問題に悩む人々にとって、この簡単で効果的な方法は非常に有効な手段と言えるでしょう。

まさに丹田呼吸は「いいことずくめ」なのです。

息は口から「吐き切れ！」

2020年のコロナ禍で起きた社会現象と言えば、アニメ（漫画）「鬼滅《きめつ》の刃《やいば》」の大ブームではないでしょうか。

アニメの中に出てくる「全集中！　○○の呼吸」は、子どもから大人まで多くの人が真似したセリフだったことでしょう。

奇しくも、コロナ禍は世界中の人々が常時マスク着用で生活しなければならなくなり、「百害あって一利なし」の浅い呼吸を強いられることとなりました。

そんな中、多くの人が真似をした「○○の呼吸」が、じつは我々にとって正しい呼吸法を示していました。

丹田呼吸で重要なポイントの一つが、「息を口から完全に吐き切る」ことです。

アニメが好きな人にはおなじみですが「鬼滅の刃」でも、「全集中！」と言った後に口元が強調されて、息を吐き切る描写があります。

「呼吸」と言うと「息を吸うこと」をイメージする人が多いでしょう。

たとえば「はい、深呼吸」と言われれば、つい「吸って～、吐いて～」となってしまいます。

しかし、じつは読んで字のごとく、本来は吐いてから吸うことが「呼吸」です。

もっと言えば、正しくは「吐き切る」ことが重要なのです。

この「吐き切る」動作は、単なる呼吸法の一部ではなく、体内の酸素供給を最適化するための重要なプロセスです。

まず、体内に残る二酸化炭素を、しっかりと排出する必要があります。これは、新鮮な酸素を吸入するために、その効果を最大限に引き出すための準備作業です。

息を吐き切ることで、横隔膜や腹横筋《ふくおうきん》、骨盤底筋《ていきん》など、体幹の深層筋《しんそうきん》（インナーマッスルとも呼びます）が動員され、内臓を適度に刺激します。

また、筋肉の緊張をほぐし、血流を促進するため、肩こりや腰痛の緩和にも効果的です。

さらに、しっかり吐き切ることは、精神面の安定にも寄与します。

副交感神経が活性化され、心身がリラックス状態にも入るのです。

これにより、ストレスや不安感が軽減され、集中力が高まります。

「吸うときは鼻から」がいい理由

しっかり息を吐き切った後で、新たな空気を吸いましょう。

丹田呼吸を効果的に実践するためには、「吸う息は鼻から」という基本を守ることが重要です。


鼻呼吸には、口呼吸にはない多くの利点があります。


まず、鼻の内部には繊毛《せんもう》と呼ばれる細かな毛があり、これが空気中のほこりや微生物をフィルターのように取り除いてくれます。

さらに、鼻の粘膜が空気を温め、湿度を調整するため、冷たい乾燥した空気が直接肺に入ることを防ぎます。

このように、鼻呼吸は呼吸器系の保護機能を果たすので、風邪や感染症の予防にも効果的です。


鼻からの吸気は、口から吸うよりもゆっくりとしたペースで体内に取り込まれるため、より副交感神経が優位になります。

また、深い鼻呼吸は酸素の吸収効率を高めるだけでなく、体の中での酸素と二酸化炭素のバランスを整える役割も果たします。

これにより、全身のエネルギー代謝が最適化され、健康効果も向上するのです。
鼻呼吸を徹底することで、丹田呼吸の効果が最大限に発揮されます。

呼吸の質が向上することで、心身のバランスが整い、慢性的な疲労やストレスを解消する手助けとなります。

とくに、鼻呼吸は深い睡眠を促進するため、睡眠の質が向上し、朝の目覚めがスッキリとする効果もあります。

鼻から息を吸うことで、呼吸が自然と深くなり、体全体がリラックスできるのです。
和儀では、この鼻呼吸の重要性を強調しており、狂言の演者たちも日常的に鼻呼吸を実践しています。

鼻から吸うことで得られるリラックス効果や酸素供給の効率化は、健康維持だけでなく、パフォーマンス向上にもつながります。
つまり、鼻からの吸気が持つ自然なリズムは、身体の内外の調和を取り戻す鍵であり、私たちの心身によい影響を与えるのです。

丹田呼吸を実現させる3ステップ

それでは、丹田呼吸を実践してみましょう。
慣れてきた場合は、18ページの「和儀の構え」をしながら、丹田呼吸を実践することもお勧めです。

この際、重要なのは「背中」を意識することです。

肺というのは背中側にあるので、呼吸時には胸（前側）が膨らむのではなく、背中（後ろ側）が膨らむというイメージを持ってください。

うまく丹田呼吸ができていると、お腹の丹田（下丹田）がキュゥウゥウンとなる感覚が感じられます。


よく「丹田がどこにあるかわからない」と言われますが、イメージとして、おへその指三本分下の奥のほうにあります（これを「下丹田」といいます）。

空のペットボトルを水平にして両手で持ち、両手の小指と薬指に「グッ」と力を入れて凹ませてみてください。

この際に連動して力が入るのが「下丹田」です。


丹田呼吸ができている場合、下丹田のキュゥウゥンという感覚には男女で違いがあります（詳しくは84ページのイラストをご参照ください）。

男性の場合は「下丹田」に球状に収縮する感覚で、女性は下丹田から筒状にみぞおちあたりの奥のほう（これを「中丹田」という）に向かって引き上がってくる感覚です。


さて、すでに述べたように息を吸うためには、まず①、口から息を吐き切ることから始めることを忘れないでください。

その後、②と③を「吐いて、吸う」「吐いて、吸う」でくり返します（4カウントで吸い、8カウントで吐く）。

また呼吸については、45ページに、解説動画の二次元コードもご用意しています。

①口から息を吐き切る

・「ウーーーーーーッ」（ウとヴのあいだくらい）と、お腹を背中にくっつくようなイメージで凹ませます（筋肉を使ってお腹を締め上げるのではありません）

・骨盤底筋（女性は膣《ちつ》、男性は睾丸《こうがん》）が自然と引き上がるイメージです

・ボディーブローを受ける瞬間に力を入れる腹部の箇所を意識します

・しかし、決して力を入れて締めたり引き上げたりしない。とくに肛門は締めず、つねに脱力

②鼻から息を吸う

・息が背中、腰を通ってお腹へ入っていくイメージで（実際にはお腹に入りません）

・お腹と背中を膨らますことで、肺のスペースを作ります

・重要なのは、息を使ってお腹まわりの筋肉群（腹横筋）を動かしてきたえること

③口から息を吐く

・息は吐き切ることが重要です

・お腹と背中が凹む感覚が大事（お腹に手を置いて凹みを感じよう）

・姿勢は変えず、胸を閉じないようにします

・上も下も見ず、視線は正面を向いたまま

なお、しっかりと丹田呼吸できていれば、息を吐く際に横隔膜が上に動くだけではなく、丹田がキュゥウゥウンとなり、骨盤底筋も連動して上に動きます。

口から息を吐き切るとき

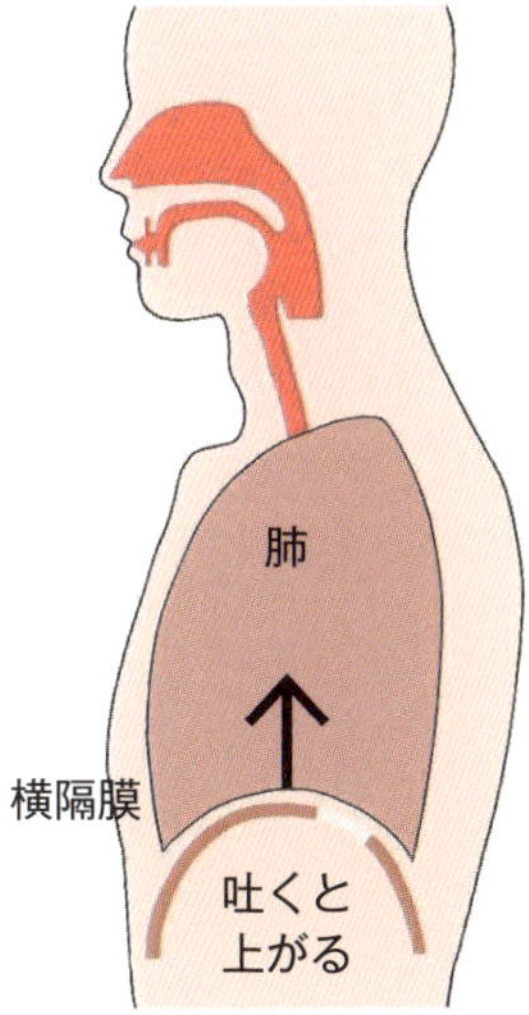

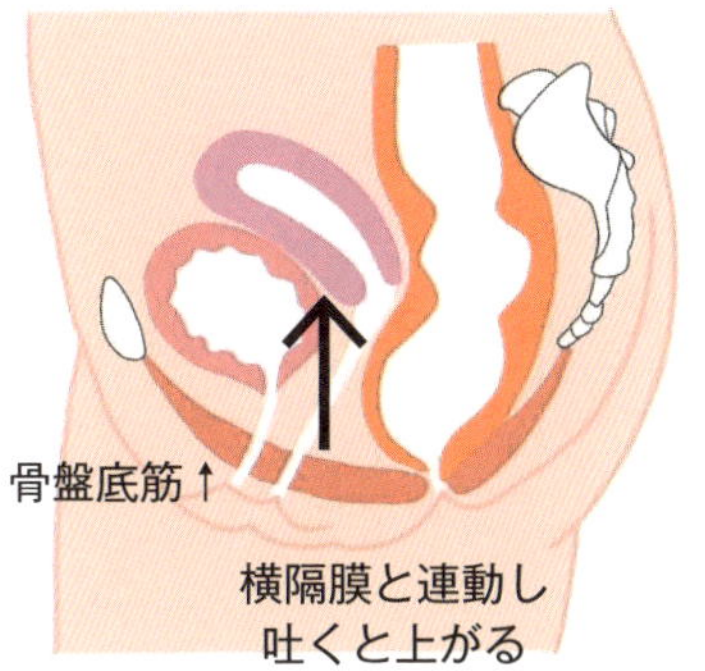

息を吐き切るときは、骨盤底筋が横隔膜と連動して上がるイメージです。

鼻から息を吸うとき

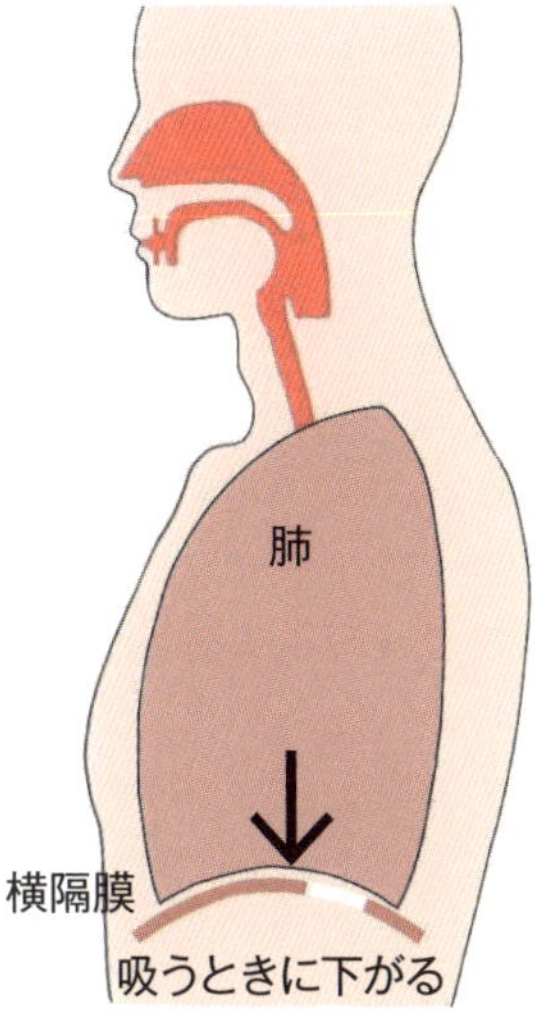

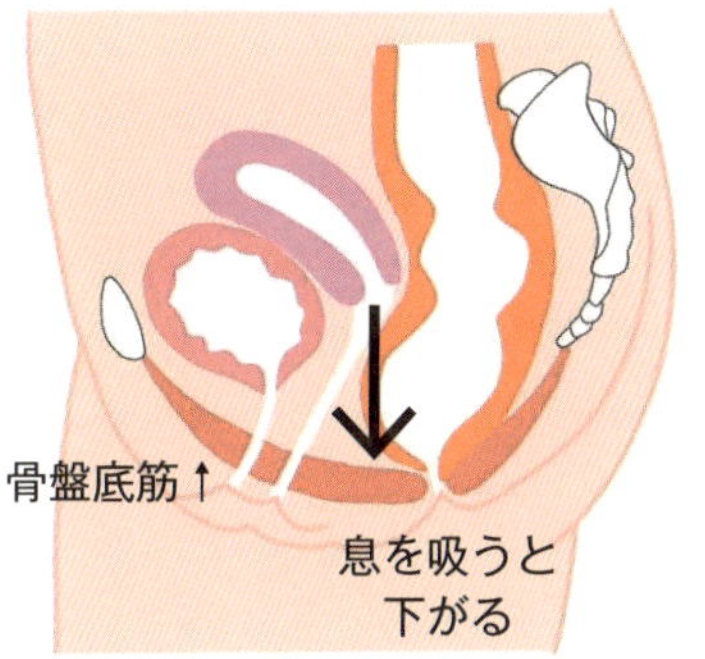

息を吸うときは、骨盤底筋は横隔膜とともに下がるイメージです。

和儀の実践者には、この呼吸が日頃できるようになることを目指してもらっています。

呼吸による
リラックス効果を実感

正しい丹田呼吸を実践することで、もっと言えば「ただ呼吸をするだけで」リラックス効果が生まれるのは、不思議に思えるかもしれません。

しかし、深い呼吸は、私たちの自律神経系に直接的な影響を与えます。

とくに、くり返し取り上げている「副交感神経を優位にすること」は、心と体を落ち着かせるためにとても重要な要素です。

日常生活でのストレスを感じたときだって、丹田呼吸を意識的におこなうだけで、心拍数が下がり、血圧が安定し、全身の緊張が解けていくのです。

和儀では、とくにこのリラックス効果を重視しています。

丹田呼吸は、深くゆっくりとした呼吸法で、息を吸うときにも、吐くときも下丹田を引き上げているものをいいます。

この呼吸を通じて、身体の内側からリラックスすることは、健康にとっても大切です。

また、丹田呼吸は横隔膜を大きく動かすため、内臓が刺激される効果もあり、消化機能の改善や便秘の解消に役立ちます。

呼吸を通じてリラックス効果が得られるのは、脳内でリラックスホルモンであるセロトニンの分泌が促されるからです。

セロトニンは感情を安定させ、幸福感をもたらす神経伝達物質であり、深い呼吸をおこなうことで自然と分泌量が増えます。

これにより、気分が落ち着き、不安や緊張感が軽減されるのです。

和儀に限らず、深い呼吸は心と体を結びつけ、瞑想状態に近い集中力を高める効果があります。

精神的なストレスが軽減されると同時に、注意力が向上するため、仕事や学習の効率もアップします。

そのため、ヨガやマインドフルネスなどにも、積極的に取り入れられています。

みなさんが、和儀を通して丹田呼吸を習得することで、日常生活をより豊かに、より健康的に送れるようになるはずです。

呼吸はただの生理的な行為ではなく、心身の健康を支える重要な作用であることを再認識する必要があります。

声も「腹から出す」ことが非常に有効

和儀では、丹田呼吸の実践に加えて、声を「腹から出す」ことも大切にしています。

狂言をご覧になった方でしたらご存じかと思いますが、舞台全体にぶつかるような狂言師の明瞭で力強い響きのある声は、見聞きしたことのある方なら、必ず記憶に強く残るでしょう。

現代人は、普段の会話で喉や胸の力を使って声を出していますが、これでは声帯に負担がかかり、長時間話すと喉が疲れてしまいます。

一方、狂言師は、喉は締めずにリラックスした状態で、丹田を使って声を出しています。

丹田を意識した呼吸法で声を出すと、腹筋や横隔膜を使って声を支えるため、声が安定し、長時間話しても疲れにくくなります。

狂言では、腹から声を出すことで、声の響きが深くなり、力強さと説得力が増します。

これは、仕事におけるプレゼンテーションや講演など、相手に自分の考えや感情をしっかりと伝えたい場面で非常に有効です。

声が力強く安定して響くと、聞き手へのインパクトも強くなり、影響を与えやすくなります。

ここで、簡単に狂言師の発声について説明してみましょう。

発声においても、深い呼吸である「丹田呼吸」であることが重要です。

まず口から息を吐き、次に鼻から8割ほど息を吸います。

この深い呼吸をもとに、低い音で「Ha――at」と声を出します。

最後の「at」までの音を8割で持続し、残りの2割で息を完全に吐き切ります。

このとき、ゴム風船の空気が抜けていくイメージで、その先端に丹田を感じます。

なお、この際には骨盤底筋が引き上がっているはずです。

さらに、そのゴム風船の空気を抜くイメージで息を吐き、気管支は大きく解放し、喉は力まずに響きを最大限に引き出します（腹式呼吸になってしまう場合は、始めや終わりに寝転んで身体をリラックスさせることがお勧めです）。

「腹から声を出す」方法は、具体的には次のような手順でおこないます。

①「U———」：立った状態で、高い音を意識して声を出します。

②「U———」：立った状態で、低い音を意識して声を出します。

③「U———」：構えた状態で、体を安定させたまま低い音を意識して声を出します。

④「U———」：重心を取る：構えた状態で、ペットボトルやダンベルなどを使って（67ページ）声を出します。この際、足の指（とくに親指）で、床（板）をつかむ感覚を持つと丹田を見つけやすいでしょう。

腹から笑うことで、こんなにもいいことがある

私が日頃、とても大切にしている言葉が「和らう」です。

文字で書くときも「笑う」とは書かずに「和らう」と書くようにしています。

よく「狂言師と能楽師とはどう違うのですか？」と聞かれることがあります。

「狂言」と「能」は、いずれも元をたどれば、同じ唐（中国）から伝わった「散楽《さんがく》」に由来していますが、「能」は歴史上の人物などを題材にした「悲劇」であることに対し、「狂言」は庶民の日常を題材にした「喜劇」です。

狂言の笑いは独特で、

Ha——t hat hat hat hat hat hat hat hat

というふうに笑います。

「狂言」の「笑い」は感情表現や滑稽さだけではなく、笑うことで「幸福」を呼び寄せようとする習わし、さらにそのところの祓《はら》いでもあります。

「笑う門《かど》には福来《きた》る」という言葉がありますが、効能としても「腹から笑う」ことで、さまざまなよいことがあります。

まず、深い腹式呼吸を伴う笑いは、体内に大量の酸素を取り込み、全身の血流を改善します。

さらに、笑うことでストレスホルモンのコルチゾールが減少し、リラックスホルモンのオキシトシンやセロトニンが分泌され、心が落ち着き、幸福感が増し、うつ症状の緩和にも役立ちます。

笑いは、免疫力の向上にも効果的です。笑うことで、体内のナチュラルキラー（NK）細胞の活動が活性化し、病原菌やウイルスへの抵抗力が高まります。

NK細胞は、体内のがん細胞やウイルスを攻撃する重要な役割を果たし、笑いによってその働きが強化されるのです。

また、笑いは自律神経のバランスを整える効果もあります。

ほかにも、脳内のβ《ベータ》－エンドルフィンが分泌されることで、幸福感を感じ、痛みが軽減される効果もあります。

ぜひみなさんも、今日からは「腹から笑う（和らう）」ことを意識してみてください。

呼吸については、文章とイラストだけで理解するは難しいと思いますので、こちらに特典として読者の方々への動画をご用意いたしました。スマホなどで次の二次元コードを読み取ると、私が解説する動画につながりますのでご参照ください。

第3章

姿勢は「軸」を意識しよう

和儀は「悪い姿勢」をも正す

現代の日本人には、猫背、巻き肩、反り腰、受け腰といった「姿勢が悪い人」が増えています。

こうした姿勢の悪化は、日常生活の変化によるものが大きいと言われています。

たとえば、昔は畳や床に直接座る生活が一般的でしたが、現在は椅子やソファに座ることが多くなり、背中を丸めた状態で長時間過ごすことが増えています。

昔の日本人にとって普段着だった着物は、帯や腰紐などが身体を支えてくれるため、自然に姿勢が矯正《きょうせい》され、胸筋や背筋もきたえられます。

しかし、現代は、着物を着て足袋や草履で歩く習慣も減り（ほとんどなくなり）、洋服や靴を履くことが主流になりました。

このような生活様式の変化は、身体の自然な姿勢を維持する力を弱め、姿勢の崩れを引き起こしています。

さらに、スマートフォンやパソコンを使う時間が増えたことも、現代人の姿勢悪化に拍車をかけています。長時間のデスクワークやスマホを見下ろす姿勢は、首や肩に負担をかけ、巻き肩や猫背を引き起こします。

これらの姿勢の悪化は、肩こりや頭痛、腰痛などの身体的な不調を引き起こすだけでなく、呼吸が浅くなり、全身の酸素供給が不足する原因にもなります。

とくに、反り腰は、腰椎《ようつい》への過度な負担をかけるため、腰痛や坐骨《ざこつ》神経痛を引き起こすリスクがあります。

「スマホ首」と呼ばれるストレートネック（首の反りがなくなり頭部が前に出てる現象）も、筋肉に過度の負担をかけています。

これは、血管・神経を圧迫したりしている状態で、酷い場合は自律神経にも悪影響を及ぼし、めまい、倦怠感《けんたいかん》などで生活に支障をきたします。

和儀は、このような現代の姿勢の問題に対処するための効果を含んでいます。

狂言の基本的な所作や構えは仙骨を立て、摺り足の動きは、仙骨を立てたままの身体の軸を意識し、自然な姿勢を取り戻すために有効です。

「身体の軸」を定めて、姿勢を正しく整えることは、身体のバランスを保ち、健康に必要な筋肉をきたえて維持します。

これにより、身体の疲労回復を促し、健康寿命を延ばすことが期待できます。

和儀における姿勢改善の第一歩として、まず自分の姿勢を見直すことから始めます。

猫背や巻き肩、反り腰、受け腰といった姿勢の問題を認識し、それを正す意識を持つことが重要です。そして、身体の軸を意識した動きを日常生活に取り入れることで、正しい姿勢を保ち、体幹をきたえることができます。

こうした姿勢の改善は、心身の健康を維持するための重要な要素であり、現代社会における多くの健康問題の解決策となるでしょう。

どこに「身体の軸」があるか把握しよう

「身体の軸」とは身体を安定させ、正しい姿勢を保つための基準となるラインのことです。

この軸は、頭の頂点にある百会《ひゃくえ》（両耳を結んだ線と、鼻から上に通る線が交わる所）から、体の中心を通り、会陰《えいん》に至る直線を指します（会陰は女性の場合「膣」と「肛門」のあいだ、男性の場合「睾丸」と「肛門」のあいだくらいにあります）。

第1章で「天」である宇宙と「地」である地球（大地）をつなぐ「人」の「軸」を意識するお話をしましたが、まさにこのラインが「軸」にあたる肝になります。

壁にもたれると「軸」を見いだせる

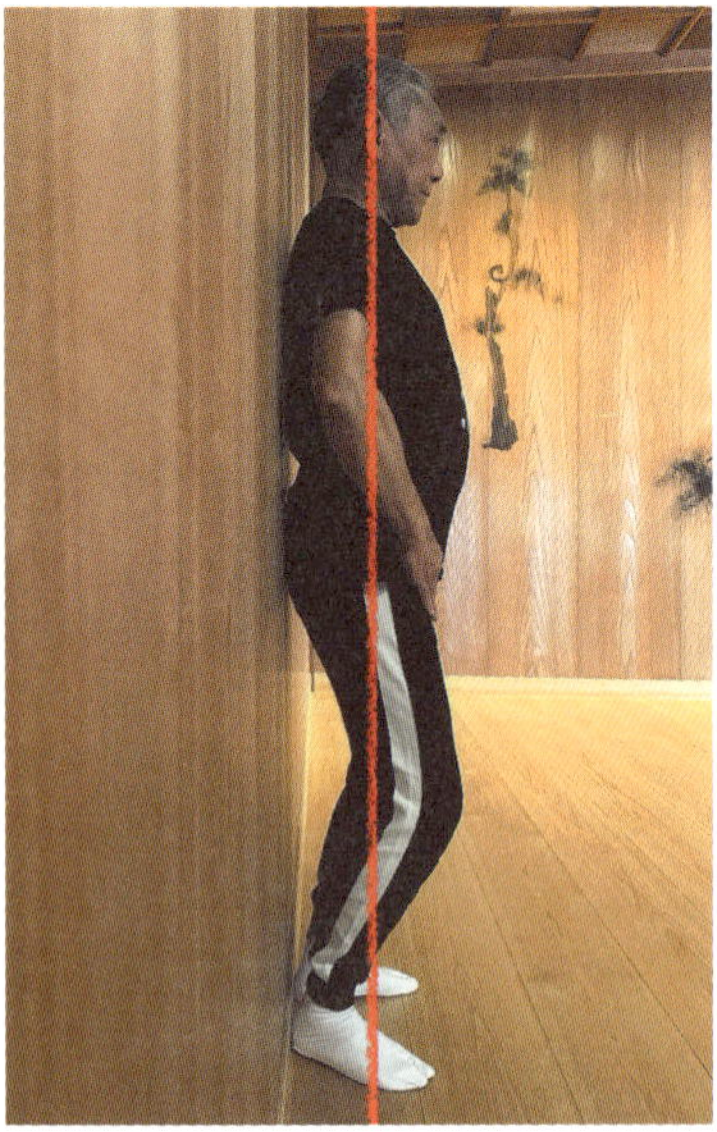

うまく軸が見いだせない場合は、壁にもたれかかり、かかと、お尻、肩甲骨を壁につけた状態で軸を見いだしましょう。

もし、うまく軸が見いだせない場合は、壁にもたれかかり、壁に「かかと」「お尻」「肩甲骨」をつけた状態で、頭上（百会）がまっすぐ上に向いている姿勢をしてもらえば、軸が見いだせるはずです（50ページ参照）。

和儀では、身体の軸を意識することを重要視しています。

狂言における演技もそうですが、身体の軸を意識することで、重心が安定し、動作がスムーズになり、無駄なエネルギーを使わずに体を動かすことができるからです。

前章でお伝えした下丹田は、エネルギーの源とされる生命力をつかさどる場所です。丹田を意識して立つことで、身体の軸が整い、体幹がきたえられ、姿勢が安定します。

これは、狂言師が長時間の公演や訓練を通じて自然に身につけたものであり、能楽狂言師の持つ独特の身体の安定感やバランス感覚の源なのです。したがって和儀では、まず身体の軸を意識することから始めます。

自分の体の中心を感じ、その軸を基準にしてすべての動作をおこなうことで、自然な姿勢と動きを取り戻すことができます。

これは、日常の動作を楽にし、体幹をきたえて健康な身体づくりに結びつく基本です。

日本人に適した正しい立ち方「和儀の構え」

和儀における正しい立ち方「構え」は、狂言の伝統的な立ち方をもとにしています。

この立ち方は、身体の軸を意識し、全身のバランスを保つことが可能です。

正しい立ち方の基本ですが、足を逆ハの字にしてかかとを拳一個分開けることから始めます。足の指（とくに親指）は床（地面）をギュッとつかむようなイメージです。

この立ち方を基本とし、手は指先をそろえて親指を畳み、その状態で親指を鼠径部《そけいぶ》（太もものつけ根のくぼみから少し上にある、三角状の部分）に置きます。手首は曲げないように意識しましょう（下の写真参照）。

さらに、身体の軸を垂直にし、膝を軽く曲げて腰を落とします。

このとき、頭の頂点にある百会と会陰を結ぶラインを意識することが重要です（腰の落とし

「和儀の構え」（正しい立ち方の基本）

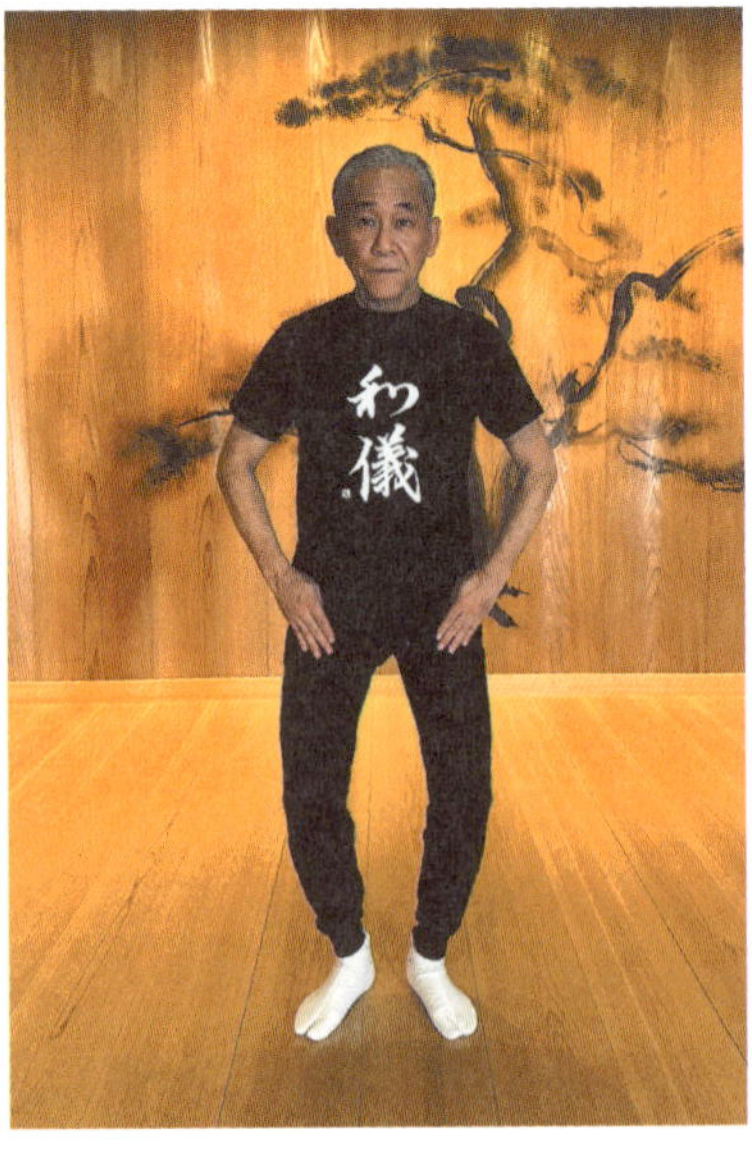

身体の軸を意識した立ち方。足や手、腕や顎の位置もおわかりになると思います。

方については、54ページから詳しくお伝えします）。

丹田から下は大地に、丹田から上は天に向かって伸びるような感覚で立つと、身体全体のバランスが取れ、安定した姿勢を保つことができます。

また、胸を開いた状態で、顎《あご》の位置を意識し、頭の軸を整えることで、自然と正しい姿勢が身につきます。

なお、顎の位置は、頭の軸位置が決まれば自然と決まるはずです。

正しい立ち方を身につけることで、全身のバランスが整い、血流がよくなって健康な身体を保つことができます。

日常生活でも応用でき、姿勢を改善するための基本的な立ち方として非常に有効です。

丹田で体幹をきたえて心を整える

和儀のメソッドでは、丹田を意識することが重要な要素として、くり返し強調されています。丹田は身体のエネルギーの中心として、古くから重視されてきました。

とくに狂言の技法では、丹田を意識した呼吸法や姿勢が基本であり、それが体の安定感やバランスを生む基盤となっています。

狂言に限った話ではなく、丹田を意識することは、単に呼吸法や姿勢に留まらず、すべての動作に影響を与えます。

たとえば、立つ、座る、歩くといった日常の基本的な動作にも、丹田の意識を取り入れることで、動作がスムーズになり、無駄なエネルギーを使わずに済むようになります。

丹田を意識して動くことは、体幹の筋肉を効率よく使うことになります。

その結果、自身の身体の力を最大限に引き出すことができます。

丹田を意識することで、エネルギーの流れが整い、体全体のバランスが向上して、姿勢が安定するのです。

和儀では、丹田を意識することで身体の軸を感じ、すべての動作がその軸を基準におこなわれます。これにより、日常の動作が楽になり、身体の無駄な緊張を解消し、疲れにくい体を作ることができます。

また、丹田を意識することは、体幹をきたえるだけでなく、心の安定にもつながります。

自分の中心を感じることで、内面的な安定感が生まれ、精神的なバランスを保つ助けとなります。

和儀の実践者にとって、丹田を意識することは、心身の健康を保つための基本であり、すべての動作の基盤となります。

ですから、丹田を意識することで、より健康でバランスの取れた生活を送ることが可能となるのです。

「ババ垂れ腰」になるな

「ババ垂れ腰」とは、和式便器にまたがるとき

「ババ垂れ腰」の反り腰（左）と受け腰（右）

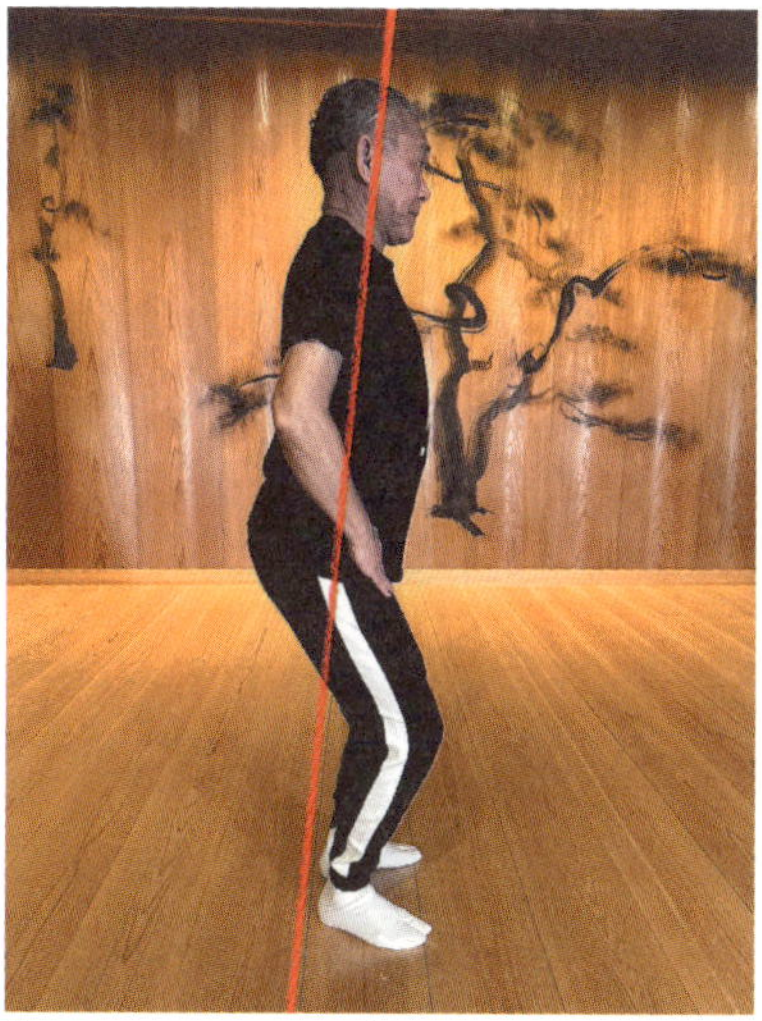

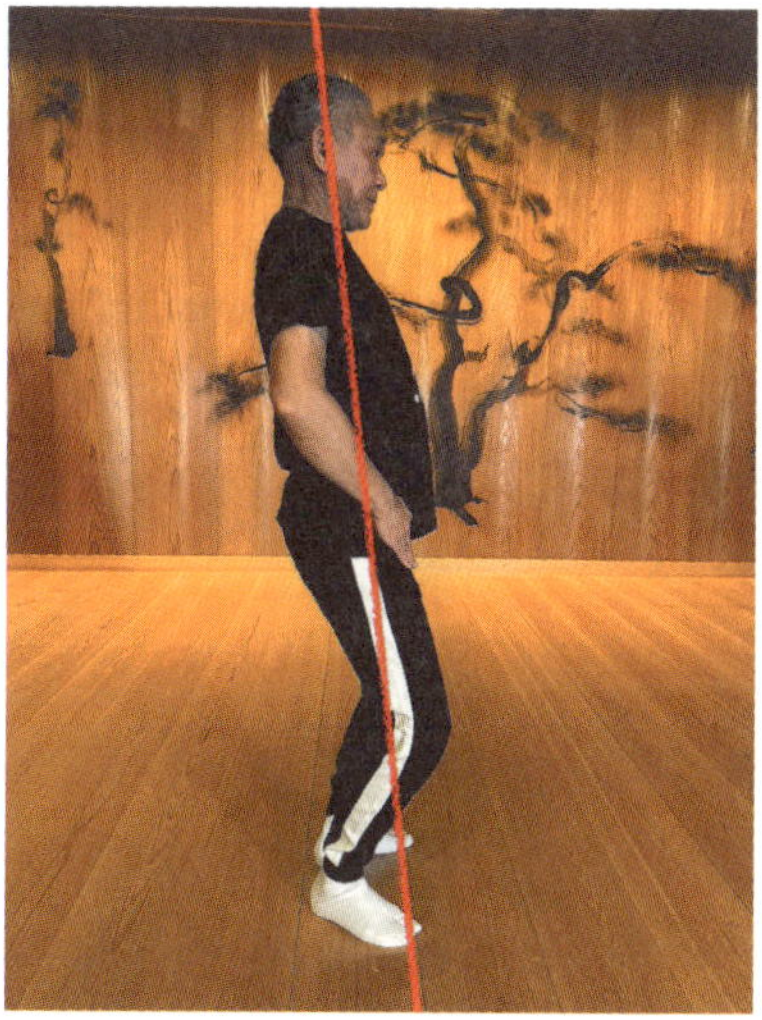

「ババ垂れ腰」とは写真のように、和式便器にまたがるときのような姿勢（左）や、漏らしてしまって腰を反らしたような姿勢（右）です。こうならないように注意しましょう。

のような姿勢や、漏らしてしまって腰を反らしたような姿勢、いずれをも指します。

私は昔、父からよく狂言の姿勢においては「ババ垂れ腰になるな」と口を酸っぱく言われたものです。

正しい姿勢を保つためには「腰を反らさず突き出さず落とす」ことが非常に重要です。

腰を反らさずに落とすとは、「へっぴり腰にならない」、つまり腰を引いたり反らせたりせずに、まっすぐ垂直に下ろすことを意味します。

なお、腰を落とす際には、頭の頂点（百会）から会陰に至る身体の軸を意識し、重心を丹田に集めることが大切です。

受け腰、つまり腰を前に突き出すことなく、腰が自然に落ちる位置を感じながら、身体を垂直に保ちます。

これにより、姿勢が安定し、無駄な筋肉の緊張が緩和され、全身のエネルギーが効率よく使われるようになります。

この姿勢は、体幹の筋肉を効果的に活用し、下半身の安定を保つために不可欠です。

狂言では演技中、腰を落とすことが基本となっており、この動作が全身のバランスを取るための基盤となっています。

この際に大切なのは柔軟性です。

「柔よく剛を制す」という言葉もありますが、力を入れたり身体を張ったりするのではなく、緩めた状態（緊張しつつ脱力）で構えることを意識します。

脱力と柔軟性はとても大事な要素です。

健康面で考えても、腰を反らさずに落とすことで、骨盤が正しい位置に保たれ、腰椎への負担が軽減されます。

反り腰の状態では、腰椎に過度なストレスがかかり、腰痛や坐骨神経痛を引き起こすリスクが高まります。

一方、腰をまっすぐに落とすことで、腰椎が自然な位置に保たれ、骨盤底筋がきたえられ、腰痛の予防や改善に効果があります。

さらに、この姿勢は下半身の筋肉、とくに大《だい》腿《たい》四《し》頭筋《とうきん》やハムストリングス、臀筋《でんきん》をきたえる効果があります。

基礎代謝の向上や脂肪燃焼にも寄与します。

また、腰を落とすことで、下半身の筋力アップやミトコンドリアの活性化、マイオカインの分泌が促されます。

とくに、ミトコンドリアは細胞のエネルギー工場であり、その活動が活発になることで、免疫力の向上や基礎代謝の向上が期待できます。

こうした動作は、身体の内側から健康を促進するための重要な手段であり、日常生活の中でも取り入れることで、健康維持に大きな効果を発揮します。

呼吸を整える際は胸を開こう

和儀では、胸を開くことと呼吸を整えることが、密接に関連していると考えています。

胸を開くとは、胸郭を広げ、肩甲骨を引き下げることで、呼吸がしやすくなり、深い呼吸ができる状態となります。

この際、姿勢も重要です。肩を下げて背中を伸ばし、肩甲骨を意識的に引き寄せることで、自然と胸が開きます。

また、顎を引いて頭の位置を正すことで、呼吸の通り道が確保され、呼吸が深くなります（58ページ参照）。

この姿勢を保ちながら呼吸をおこなうと、横隔膜が自由に動きやすくなり、丹田呼吸もスムーズにおこなえるようになります。

胸を開いて呼吸をすることで、まず体内に取り込まれる酸素量が増加し、全身の血行が促進されます。

「胸を開く」とは?

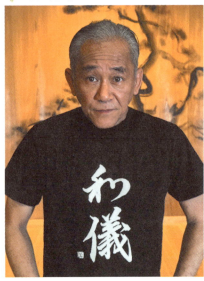

こちらは悪い例です。近年よく見られる「巻肩」と首が前に下がる「スマホ首」。当然、軸も整わず、呼吸が浅くなります。

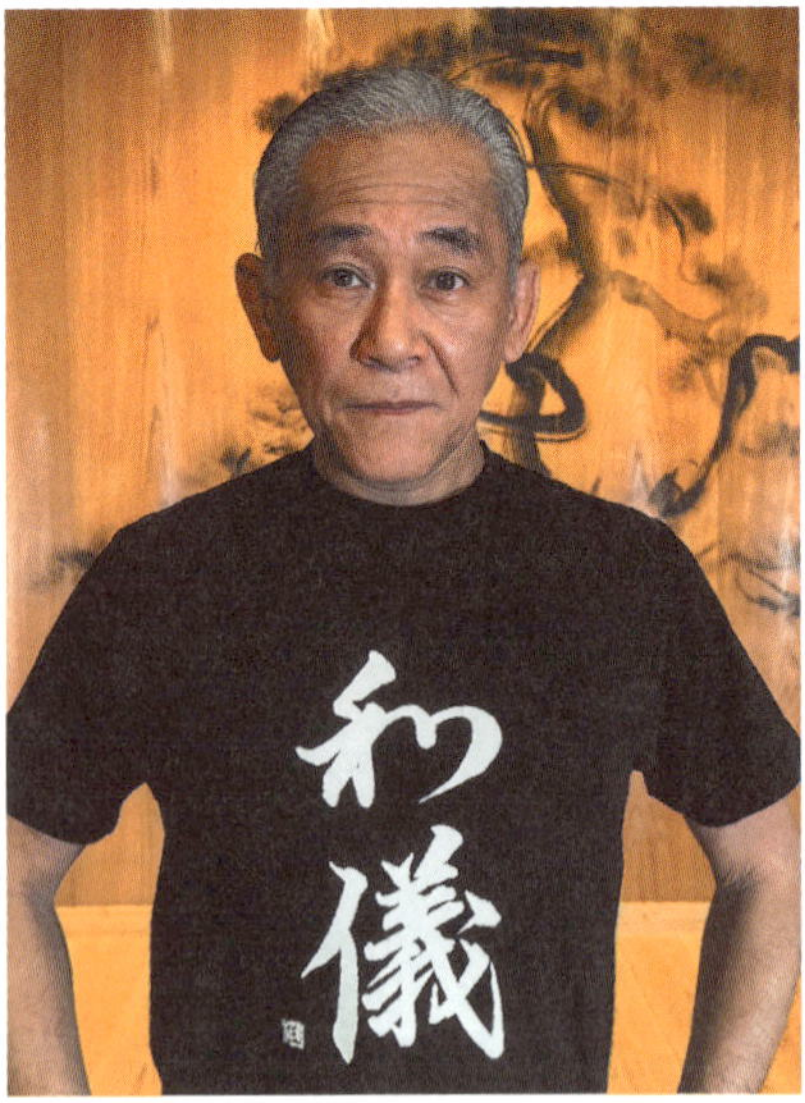

こちらが「胸を開く」のよい例です。「胸を開く」とは、胸郭を広げ、肩甲骨を引き下げること。さらに、顎を引いて頭の位置を正すことで、呼吸の通り道が確保され、呼吸が深くなります。

その結果、細胞への酸素供給が改善され、これまでお伝えした代謝が向上、副交感神経を優位にすることなどが早まります。

胸を開いて呼吸を整えることは、心身の健康を保つ近道です。

さらに、胸を開くことで自信が高まり、ポジティブな気持ちになるとも言われています。

姿勢が整うことで、心も安定しやすくなり、精神的な安定を保つことさえできるわけです。

私は、胸を開いて呼吸を整えることを日常生活に取り入れるよう推奨しています。

より健康で充実した生活を送るためには心身のバランスが重要です。

姿勢を意識し、呼吸を深めることで、身体の内外にわたる調和が取れ、心身ともに健康な状態が保たれるのです。

この章の最後に、身体の軸についての解説動画をご用意しました。

読者の方々への特典ですので、よろしければスマホなどで次の二次元コードを読み取ってご参照ください。

第4章

歩き方を変えよう。摺り足で「運ぶ」

「ナンバ歩き」とは何か

江戸時代の日本人と現代の日本人は、歩き方が違っていたという話はご存じでしょうか。

ナンバ歩きとは、日本の伝統的な歩行法です。**腕は振らず、足のかかとから着地しない、身体はねじらないなどの特徴を持ちます。**

上半身を上下に揺らさずに体から運ぶ（そして足だけそれについていく）イメージだとわかりやすいでしょうか。

この歩き方は、大正時代くらいまで広く実践されていた自然な動きです。

体のねじれを最小限に抑え、エネルギー効率を高める効果があります。

いつからおこなっていたかは諸説ありますが、平安時代や鎌倉時代は当然として、縄文時代にもおこなっていたのは間違いないだろうとされています。

よく考えると、四足歩行時のゴリラもナンバ歩きをしているので、ひょっとしたら８００万年前に枝分かれした人類とゴリラの共通祖先から、ナンバ歩きなのかもしれません。

かつては、武士や飛脚、忍者などが、長距離を疲れずに移動するために用いたとされ、上半身を揺らさず、重心を安定させて歩くことができます。

今でもナンバ歩きは、日常的には旅館などで、着物を着た仲居さんが、お盆を揺らさずに運んでいる姿などで意識することができます。
じつは、和儀におけるナンバ歩きは、究極のナンバ歩きを目指しています（これを本書では「摺り足」と表現しています）。
最大の特徴は、体の中心である「丹田」を意識することです。

丹田は、これまでもお伝えしたように、体の中心となるポイントであり、ここに意識を集中させることで、自然に下半身の筋力や体幹がきたえられます。

とくに足を高く上げず、滑らせるように床を進む摺り足の動きを取り入れており、上半身が上下左右とも揺れず、体の負担が減る効率的な歩行を目指しているのです。

現代の歩行スタイルでは、体を左右にねじる

江戸時代は一般的だった「ナンバ歩き」

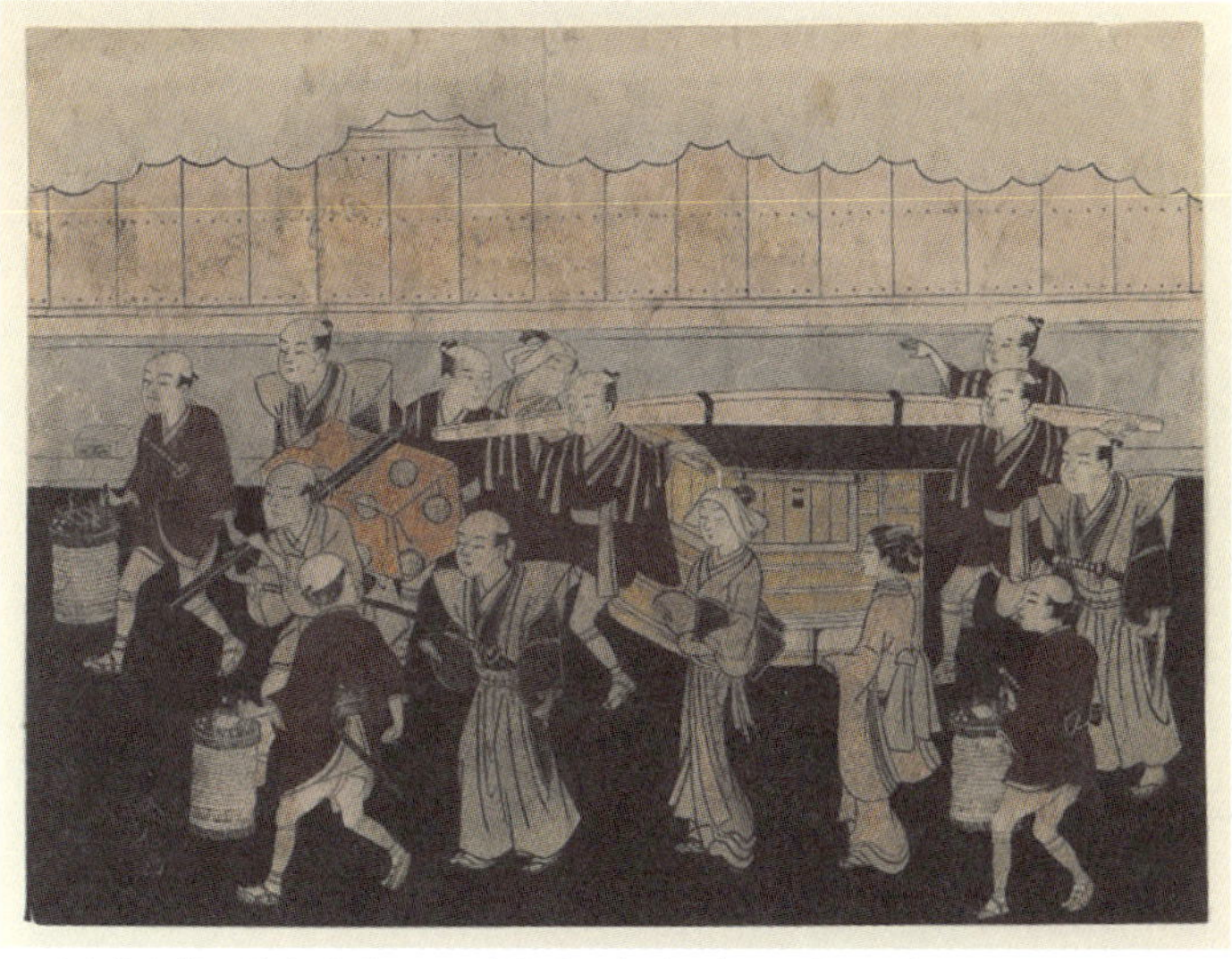

江戸時代中期の鈴木春信による浮世絵。右手と右足、左手と左足、それぞれにご注目。

動きが多く、それが腰や膝、肩への負担につながることが少なくありません。

しかし、ナンバ歩きでは体の軸を意識し、無駄なねじりを抑えるため、怪我のリスクを低減する効果もあります。

実際、現代のスポーツにおいても、ナンバ歩きの技術を取り入れることで、ランニングのパフォーマンスが向上し、効率的なエネルギー消費が可能となる例が見られます。

ナンバ歩きは、単なる歩行法ではなく、身体の使い方全体を見直すことにつながる歩行です。

かつての日本人が自然とおこなっていたこの体使いは、身体のバランスを整え、健康を維持するための知恵が詰まっています。

和儀を通じて摺り足を習得し、無理なくナンバの動きを現代の生活に取り入れることで、体への負担を減らし、日常の動きを効率化し、健康的な生活を送る手助けとなるでしょう。

間違った歩き方で走っても……

現代の多くの人々がおこなっている一般的な歩き方は、膝を伸ばして足を前に突き出し、かかとから着地するというスタイルです。

この方法では、じつは歩くたびに膝や腰、足首に大きな衝撃が加わり、関節や筋肉に負担がかかります。

さらに、体を前傾させることで、重心が不安定になり、無駄なエネルギーを消費しやすくなります。

とくに、運動時やランニングにおいては、間違った歩き方で走ることがパフォーマンスを低下させてしまい、怪我のリスクを高める要因となります。

間違った歩き方は、長期的な健康リスクにもつながります。

膝や腰の関節にかかるストレスが蓄積されると、関節炎や軟骨の摩耗《まもう》が進行し、慢性的な痛みや不快感を引き起こす可能性があるのです。

また、歩行中の不安定な姿勢は、足首の捻挫《ねんざ》や筋肉の疲労を引き起こしやすくなり、体全体のバランスを崩す原因となります。

一方で、ナンバ歩きや摺り足のような伝統的な歩行法は、エネルギー効率が高く、身体への負担が少ないため、怪我のリスクを減らし、持久力を高める効果があります。

これらの歩行法では、体の軸を意識し、上半身を安定させながら動くため、足元だけでなく全身をバランスよく使うことができます。

とくに長距離ランナーなどのスポーツ選手が取り入れている方法でもあり、無駄な動きを減らし、効率的なエネルギー消費ができるようになるのです。

正しい歩き方を学ぶことで、日常生活やスポーツの場面でのパフォーマンスを向上させることが可能です。

ナンバ歩きのように、体の中心を意識して歩くことで、筋肉や関節にかかる負担を最小限に抑え、持続的な運動が可能になります。

このため、**現在の歩き方を見直すことは、将**

来的な健康維持や運動能力の向上において非常に重要です。

間違った歩き方を続けるのではなく、正しい技法を身につけることで、健康的な生活を送る基盤を作ることができるのです。

筋力トレーニングは必要ない

和儀の歩行法であるナンバ歩きや摺り足では、特別な筋力トレーニングをおこなう必要はありません。

これらの技法は、日常生活の中で自然に全身を使うことを重視しており、日々の動作自体がトレーニングになるよう設計されています。

筋力トレーニングをおこなわなくても、身体を均等にきたえることができるのが、和儀の特徴です。

筋力トレーニングが必要ない理由は、ナンバ歩きや摺り足が日常動作の中で自然に筋肉を使えるからです。とくに、現代では疎かになりつつある大腿四頭筋やハムストリングス、臀筋といった下半身の筋肉が使われます。

ナンバ歩きでは、体幹を安定させながら歩くため、無理なく体幹や下半身の筋力をきたえることができます。

その結果、筋力のバランスが整い、身体全体が健康的に保たれます。

和儀では、過度な筋力トレーニングは、かえって身体に悪影響を与えると考えています。

特定の筋肉だけを集中的にきたえると、その部分だけが過剰に発達してしまい、ほかの筋肉とのバランスが崩れ、関節や骨に無理な力がかかることがあるからです。

これに対して、ナンバ歩きや摺り足は、身体全体を使うため、筋肉のバランスを保ちながら自然にきたえることができます。

つまり、怪我のリスクを低減し、無理なく続けられるという利点があるわけです。

大切なのは、日常の動作を見直し、正しい歩行法を取り入れることです。

昔であれば自然と、田植えや鍬《くわ》を使う際などに、身体をねじらない体使いをしていました。

そもそも、着物を着ていると、着崩れしないようにねじらない動作となりますし、草履を履いて歩くと自然とナンバ歩きとなります。

このような自然と身体をきたえることができない以上、現代人が失ってしまった身体感覚を意図的に取り戻すことを目指しています。

とくに高齢者や運動習慣のない人々にとって、簡単に始められるナンバ歩きは、体力の維持や健康増進に大いに役立つでしょう。

最初は「ダンベル」を持つと歩きやすい

私は和儀の指導にあたり、ナンバ歩きや摺り足を練習する際、ダンベルを持つ方法を提唱しています（500ミリのペットボトルでもいいです）。

もちろん、これは筋力アップが目的ではありません。ダンベルを丹田の前に持ったほうが、感覚をつかみやすくなるからです（腕で持つのではなく、丹田で持ち、引っ張られる感覚）。

軽いダンベルを持ち、ナンバ歩きの動作をくり返すことで、身体全体で重さを感じて引っ張られる感覚で摺り足が習得できます。

これにより、より効率的に摺り足を習得し、自然な姿勢を保ちながら歩くことが可能になるのです。

また、ダンベルを持つことで、歩行中にねじらない腕の動きを意識しやすくなり、上半身の安定感が向上します。

ダンベルを持つと、その重量によって動作が制御され、正しい姿勢を保ちながら歩けます。

体幹を安定させ、歩行中に丹田を意識した動きを体感しやすいのです。

とくに、初心者の方がナンバ歩きを習得する際には、ダンベルを持つことで、丹田と上半身をねじらず、揺らさず運ぶ感覚を養うのに最適です。

ダンベルを持ちながらの歩行は、室内でも手軽にできるため、無理なく継続できるのも大きな利点となるでしょう。

摺り足をおこなう際も、呼吸法と同じく丹田を意識することが重要です。

歩行時に丹田を意識することで、重心が安定し、足運びがスムーズになり、無駄なエネルギーを使わずに長時間歩行が可能になります。

丹田を中心に据えた動きをおこなうことで、無駄な力を使わずに上半身を前に進めることができるのです。

深い呼吸と摺り足によって代謝が向上し、下半身の筋肉も強化されて、健康状態がよくなります。

和儀では、丹田を意識することが身体と心の調和を保つための基本的な要素です。

日常生活に取り入れて、健康な生活を送るための基盤を作っていただければ幸いです。

下半身の筋力が「若さ」を蘇らせる

和儀では、下半身の筋力強化が若さと健康を保つための重要な要素と考えています。

とくに、構えや摺り足を通じて、下半身の大腿四頭筋やハムストリングス、臀筋、骨盤底筋などをきたえることが可能です。

構えや摺り足による下半身の筋肉の活用、軽い負荷のかかる程度の運動は、ＤＨＥＡ（デヒドロエピアンドロステロン）というホルモンを増加させる効果があると言われています。

ＤＨＥＡは、生活習慣病のリスクを減らし、若々しさを保つ効果があるため、「若返りホルモン」とも呼ばれることがあります。

とくに、肌の若さを保つ効果や、長寿につながる可能性が報告されています。

このＤＨＥＡは、体内で自然に分泌されますが、年齢とともに分泌量が減少するため、40歳を過ぎると不足が気になることがあります。

そこで重要なのが、生活習慣の見直しや運動です。

和儀による構えや摺り足は、この運動に適しており、ＤＨＥＡの分泌を促進する効果があります。

これにより、生活習慣病のリスクが低減し、若さや健康を保つ効果が期待できるのです。

また、摺り足をおこなうことで、足の裏の感覚が敏感になり、バランス感覚が向上します。これにより、安定した歩行が可能になり、転倒のリスクを減らすことができます。

とくに高齢者にとって、転倒は大きな健康リスクであり、摺り足を習得することで、そのリスクを大幅に減らすことが可能です。

このように、和儀の技法を日常生活に取り入れることで、下半身の筋力を自然に強化し、若さと健康を維持することが可能です。

継続的な練習により、筋力が蘇り、身体の機能が向上するため、日常生活がより充実したものになるでしょう。

下半身の筋力が強化されることで、全身の健康状態が向上し、より健康でエネルギッシュな生活を送ることができます。

「摺り足」で自然な下半身の使い方を

それでは、実際に摺り足の仕方を説明していきます。

くり返しになりますが、現代の日本人は、かかとから歩くことに慣れています。

摺り足では、足の裏の全体を置いて歩くイメージを持ってください。

昔の日本人の履物は大半が草履ですが、草履は鼻緒《はなお》を足の親指と人差し指などでつまんで歩きます。

そのつまんだ指の部分を中心に足全体を置いて歩かなければ、草履ではうまく歩けません。

また、ナンバ歩きと摺り足は同じ身体使いになりますが、ナンバ歩きの場合、肩は動かさない、足のかかとから着地しない、身体はねじらない、上半身を上下に動かさず丹田から運ぶ（足だけそれについていく）という動作になります。

さらに、溜めと脱力を意識する必要があります。イメージしやすいのは、田植えや鍬を使うときの動作です。

これら一連の動作は、右手を出す際に同じく右足が出ます。

また、この際、決して身体がねじれることはありませんし、かかとから着地することもありません。

田植えや鍬を使う際は、上半身は上下に揺れません。同じように摺り足の場合も、決して上半身を上下に動かさずに、まっすぐ遠くを見るようにします。

これらを踏まえて次の手順に沿って、和儀の摺り足を実践してみましょう（79ページに解説動画をご用意したので、そちらもご参照ください）。

①和儀の構え（52ページ）をおこない、遠くをまっすぐ見ます（73ページ）

・足のかかとを拳一個分開けて、やや逆ハの字にする

・手は指先をそろえて親指を畳み、鼠径部に置く
・肘を自然に張り、手首は曲げないように意識
・身体の軸を垂直にし、膝を軽く曲げて腰を落とす
・胸は開いた状態にすること（58ページの写真も参照してください）

②床（地面）にまっすぐの線をイメージし、その線を踏むことなく両足の親指（内側）がこすれる程度にまっすぐ左右の足を（親指から）前に出します（74ページ）

・体重は両足の親指に乗せるようにします
・身体の重心は丹田（84ページ）に置きます
・歩く際は床（地面）から足を離さないようにします（地面を摺って歩く）

③前に進む際は体が先に行き、足が後からついてくるイメージで歩く（75ページ）

・決して足から出ないように
・実際は体と足はほぼ同時に動き始めます
・お尻の下の筋肉（ハムストリングス）でぐぅっと押し出すような動きを意識
・脱力して前に前に進みます

詳しくは、次のページから写真を添えて紹介します。

67ページでもご紹介しましたが、ダンベルを持って取り組んでみてもいいと思います。

このような摺り足を習得して、日常生活でも「かかと歩き」から脱却して、下半身を自然と使うようにしていただければ幸いです。

①まずは「構え」から入る

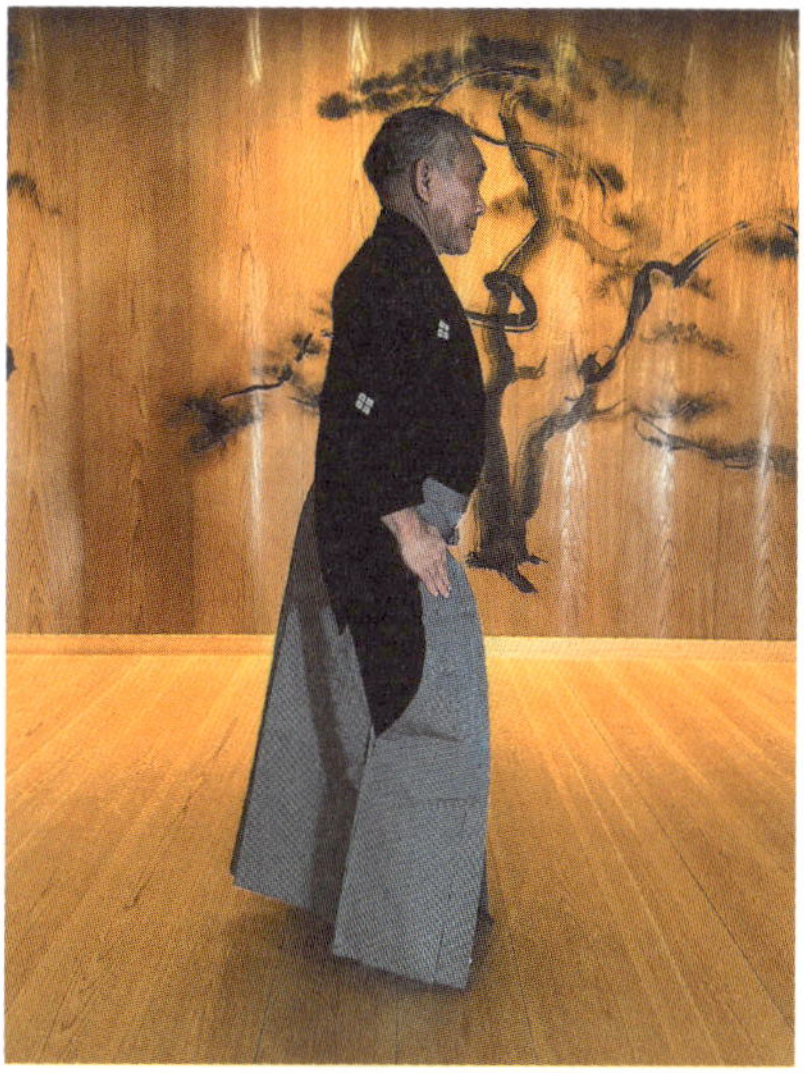

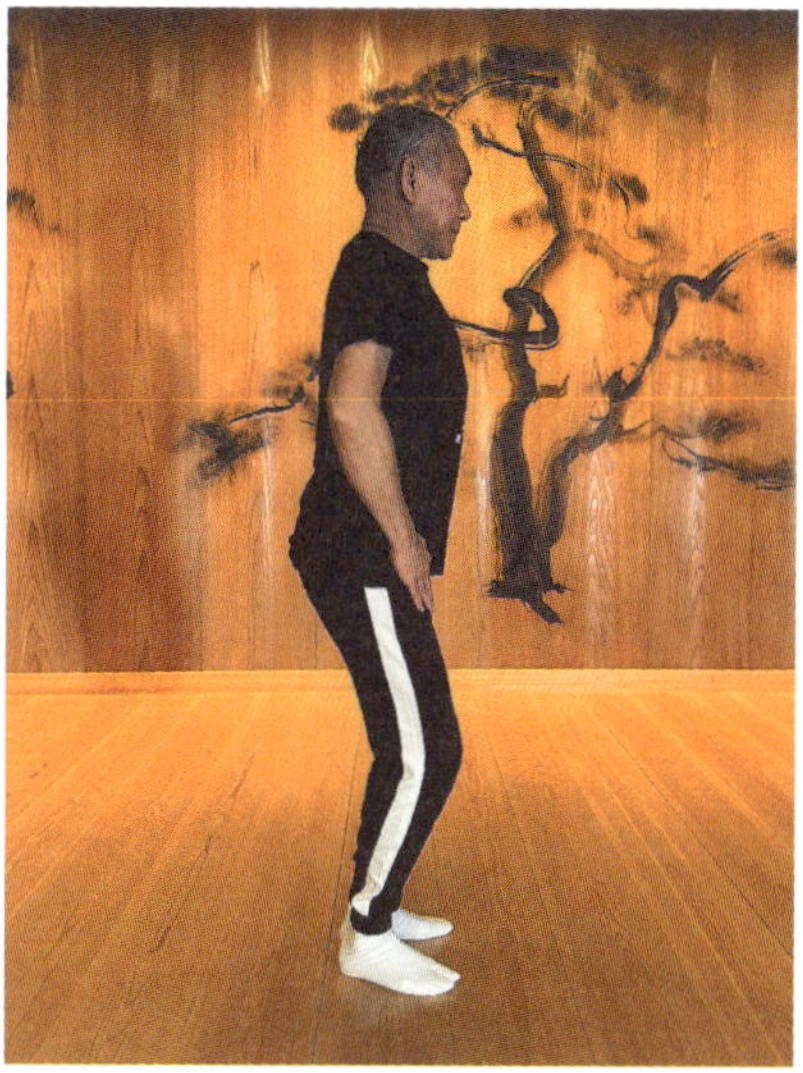

まずは和儀の「構え」をおこない、遠くを見据えます（上）。身体の動きがわかりやすいように、洋装の写真もご用意しました（下）。

②「摺り足」の運び方

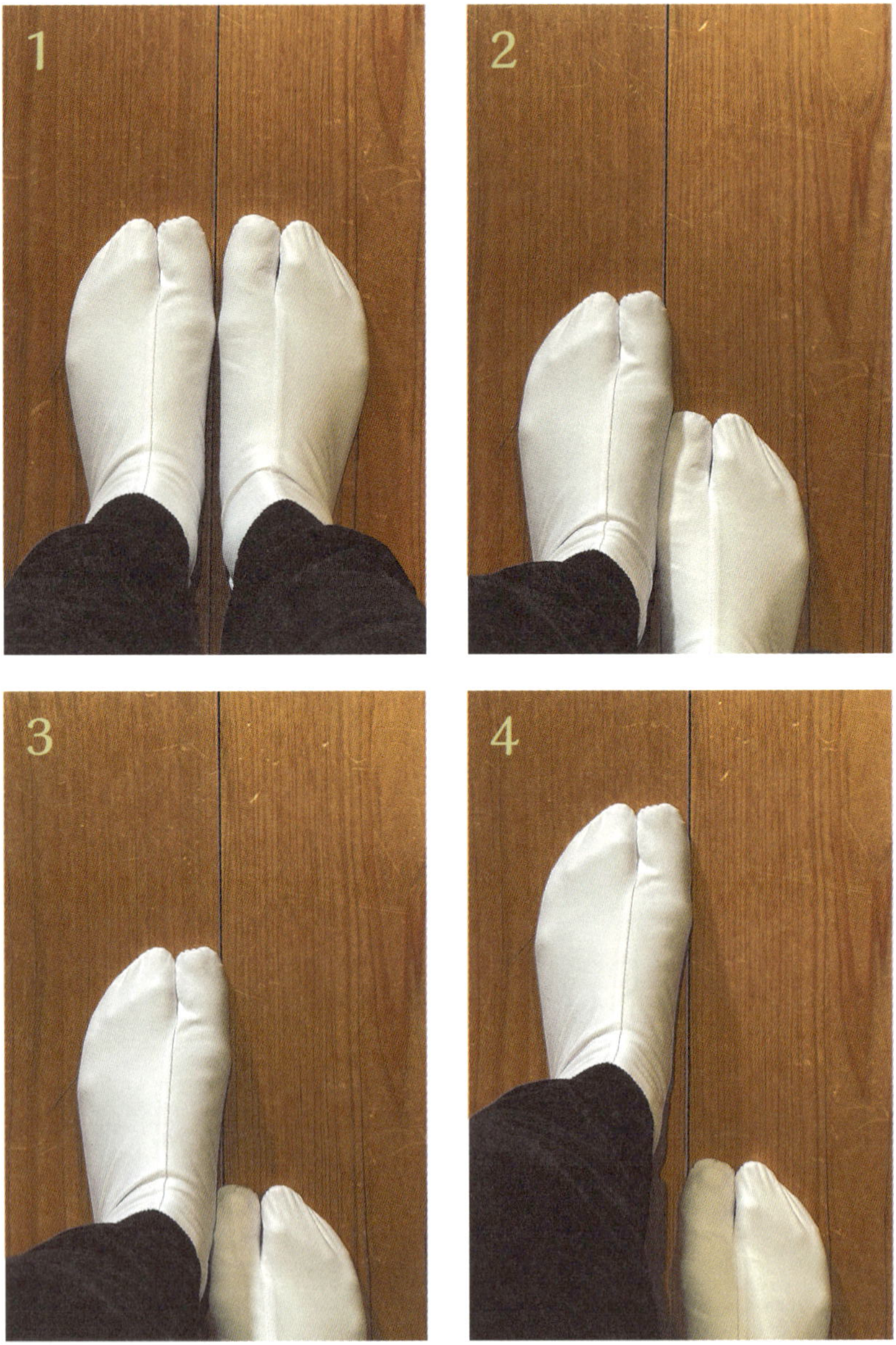

まずは床（地面）にまっすぐの線をイメージし（1）、その線を踏むことなく両足の親指（内側）がこすれる程度に、まっすぐ左右の足を（親指から）前に出します（2、3、4）。

③前に進む際は身体が先

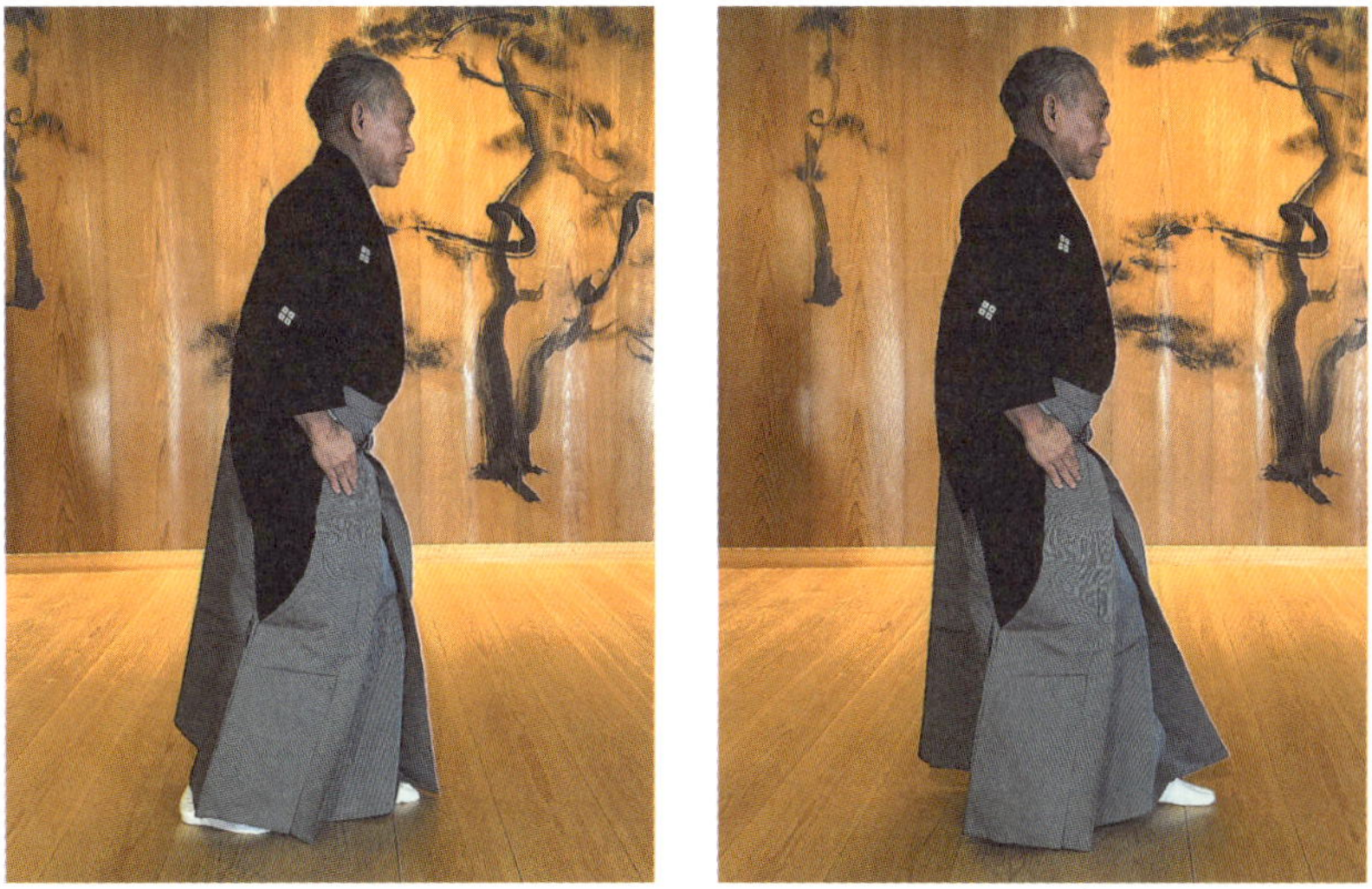

左のように、身体（丹田）から先に動き始め、つねに軸は身体の真ん中に。体が先に行き、足が後からついてくるイメージで歩きます。右は足から先に出る悪い例です。

洋装で「摺り足」

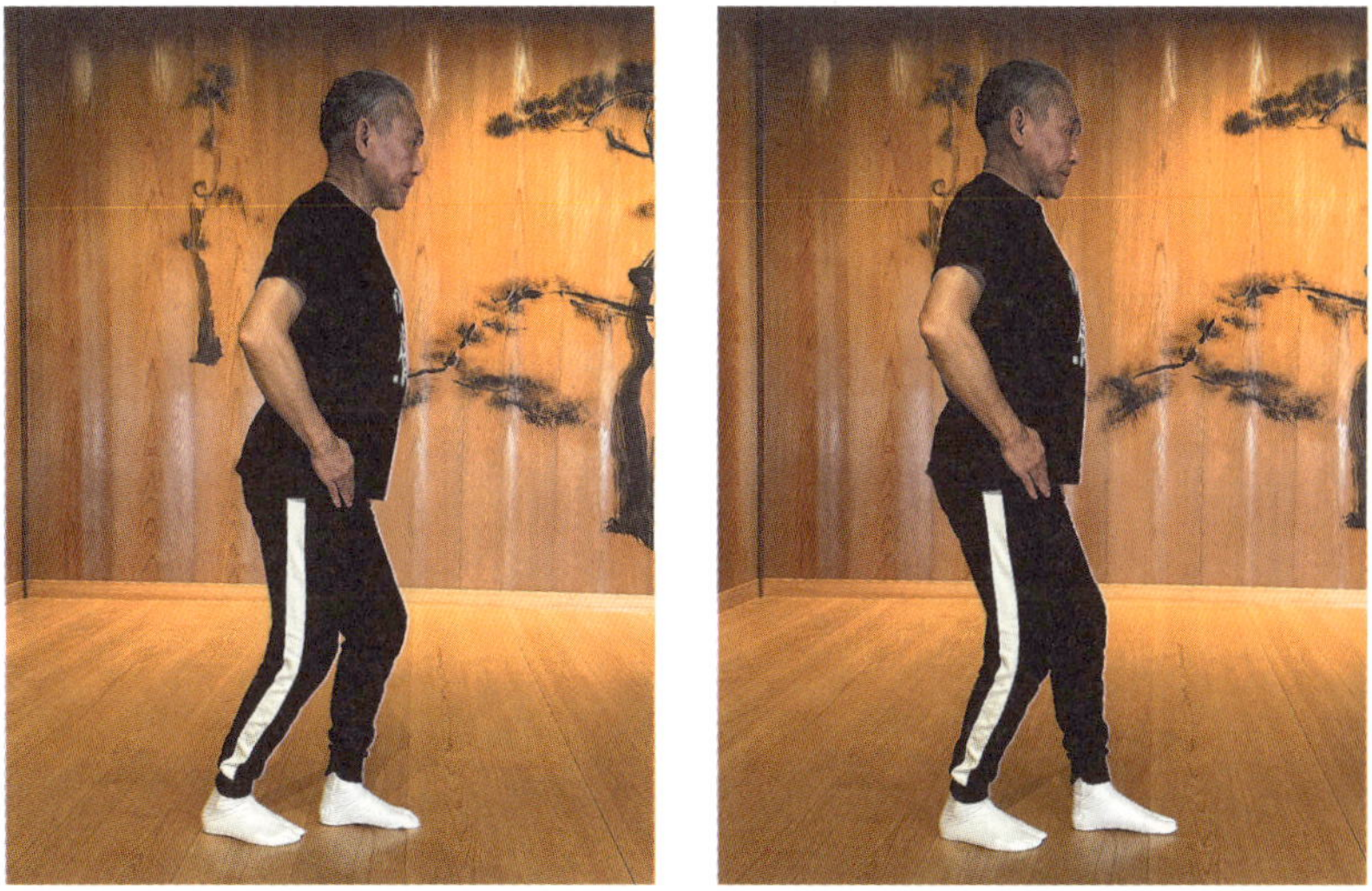

わかりやすいように洋装での写真もご用意しました。左が正しい「摺り足」で、右が悪い例（かかと歩き）です。

骨盤底筋を強くしよう

和儀による構えや摺り足は、骨盤の安定性と強化にもつながります。

骨盤は体の中心にあり、上半身と下半身をつなぐ役割を果たしているので、その安定性が全身の健康を左右します。

そのため、骨盤が不安定になると、腰痛や膝の痛み、肩こり、首の痛みなど、さまざまな身体の不調を引き起こす原因となります。

とくに、骨盤の位置がずれていると、背骨全体のバランスが崩れ、姿勢が悪くなりやすくなります。

そのため、骨盤底筋を強くすることが、全身の健康を維持するためには欠かせないとされています。

骨盤底筋は骨盤を支える筋肉であり、これが弱まると姿勢が崩れやすくなるのです。

和儀の構えや呼吸法だけではなく、摺り足を通じて、自然と骨盤底筋をきたえることができます。

とくに、**ナンバ歩きや摺り足は、骨盤まわりの筋肉をバランスよくきたえることができ、安定性が向上する**ことでしょう。

また、骨盤の位置を正しく保つことは、内臓の位置を安定させ、消化器官の働きを助ける効果もあります。

骨盤が正しい位置にあると、腹圧が適切にかかり、内臓が本来の位置に保持されるため、消化や排泄がスムーズになり、全身の健康状態が向上します。

これにより、冷え性の改善や代謝の向上、免疫力の強化が期待でき、日常生活の質が大きく向上するのです。

ミトコンドリアが自然に活性化する

これまでにも何度か触れてきましたが、和儀により丹田呼吸や摺り足を習得することで、ミトコンドリアの自然な活性化を促すことが可能です。

ミトコンドリアは、細胞内でエネルギーを生成する役割を持ち、細胞の中に100から200個ある小器官です。

ミトコンドリアがたくさんの酸素を吸収し活発になることで、代謝が向上し、全身の健康状態が改善されます。

正しい歩行法や姿勢、呼吸法を実践することは、ミトコンドリアの活性化が促進されることから、和儀の実践がとくに効果的なのです。

ミトコンドリアは、細胞の活動エネルギーとなるアデノシン三リン酸（ＡＴＰ）を合成しますが、細胞の活動に必要なエネルギーの90％以上はミトコンドリアで産生されると言われています。

ミトコンドリアが活性化すると、細胞も活発化し、健康維持につながるわけです。

和儀でミトコンドリアを増やそう

また、ミトコンドリアの十分な酸素供給があると、ミトコンドリアの効率的なエネルギー生成が可能となります。

つまり全身の細胞の働きが改善され、疲労回復が早まり、体力の向上も期待できます。

そればかりか、ミトコンドリアは免疫細胞（顆粒球《かりゅうきゅう》、ナチュラルキラー細胞、B細胞、T細胞など）にエネルギー供給をおこなうため、免疫力の向上にも貢献します。

これにより、風邪や感染症に対する抵抗力が増し、病気にかかりにくい体を作ることが可能なのです。

ミトコンドリアは、細胞の中に100から2000個あると書きましたが、じつは加齢とともに減少するとも言われています。

一方で、**ミトコンドリアの数は増やすことも可能**です。

和儀による構えや摺り足を、しっかりおこなうと刺激されるインナーマッスル（大腰筋《だいようきん》、内転筋、半腱様筋《はんけんようきん》、半膜様筋《はんまくようきん》、ヒラメ筋、僧帽筋《そうぼうきん》、腹横《ふくおう》筋《きん》）は、元来ミトコンドリアが多く含まれる筋肉とされています。

これらをきたえることで、ミトコンドリアを増加させることが可能なのです。

このように摺り足を習得することで、ミトコンドリアの自然な活性化を促し、健康でエネルギッシュな生活を送ることが可能になります。

ミトコンドリアの働きを高めて、健やかな日常生活を目指しましょう。

最後に、摺り足についても解説の動画をご用意いたしました。よろしければ次の二次元コードを、スマホなどで読み取ってください。

第5章

大事な「丹田」を中心にした総合的健康法

「自分の丹田」を知っているだけで若返る

本章まで、呼吸法や歩行法について和儀の技法をお伝えしてきました。

これまでも、世の中にさまざまな呼吸法に関する健康法や、歩行法に関する健康法はたくさんありました。

しかし、私が和儀において狂言の技法をもとに、呼吸法や歩行法を指導してきた最大の理由は、狂言ないし和儀においては「呼吸」と「発声法」、そして「歩行」を総合的に扱うものであり、私が知る限り、これらを扱った健康法が存在しなかったからです。

さらに「笑い」まで取り入れているもので、これはほかにない特徴だと思います。

そして呼吸や発声、歩行、さらに和儀の構えも合わせて、重要になるのが「丹田」です。

本章では丹田について、前にご紹介した話も含めて、さらに詳しくお伝えしていきます。

丹田は、身体のエネルギーの中心点で、和儀の健康法においては、丹田を意識することが健康維持と若返りの重要な鍵と位置づけています。

丹田は、体の軸を支え、全身のエネルギーを安定させる役割を果たしています。

丹田を意識することで、エネルギーが体全体に均等に行き渡り、無駄な力を使わずに効率的な身体の動きが可能になるのです。

呼吸をする際も然《しか》り、歩行をする際も然り、そして狂言では、平常時の構えでさえ、この丹田を意識することが重要となっており、結果、自然に姿勢が改善され、身体のバランスが整い、無駄なエネルギー消費が抑えられるわけです。

丹田は女性と男性とで異なることをお伝えしましたが、正確には、丹田は3つ存在すると言われており、女性と男性で重要な丹田が異なるということです。

まず顔の眉間に「上丹田」があります。

「上丹田」は女性にとっても、男性にとっても重要です。

知恵、叡智《えいち》をつかさどる丹田ですが、これまでお伝えしてきたように「俯瞰力」を持つための「第三の目」として捉えています。

また「中丹田」は、胸（みぞおち）あたりにあり、これは感情や情熱、愛情をつかさどるものとされています。

37ページで、丹田呼吸における「息を吐き切る」際に、女性は下丹田だけではなく、中丹田まで引き上がる感覚があることをお伝えしました。

これは、女性にとって、感情や愛情というものが重要であることを表していると思います。

最後に「下丹田」です。

これは、肉体や精神を支えるものとされています。

男性の場合は「下丹田」が重要です。

肉体や精神、生命力を重要としているのではないでしょうか。

各丹田の位置

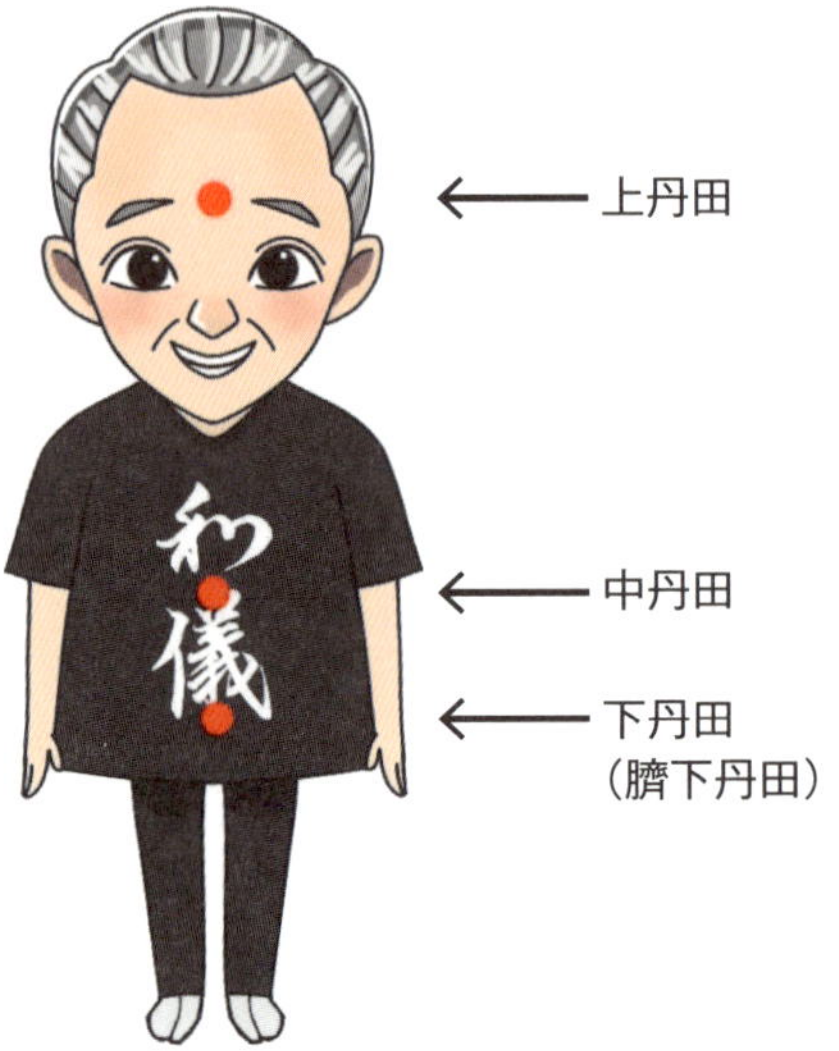

上・中・下、各丹田の位置です。単に「丹田」という場合は下丹田（臍下丹田）を指します。

男女の丹田、息を吐き切る際の違い

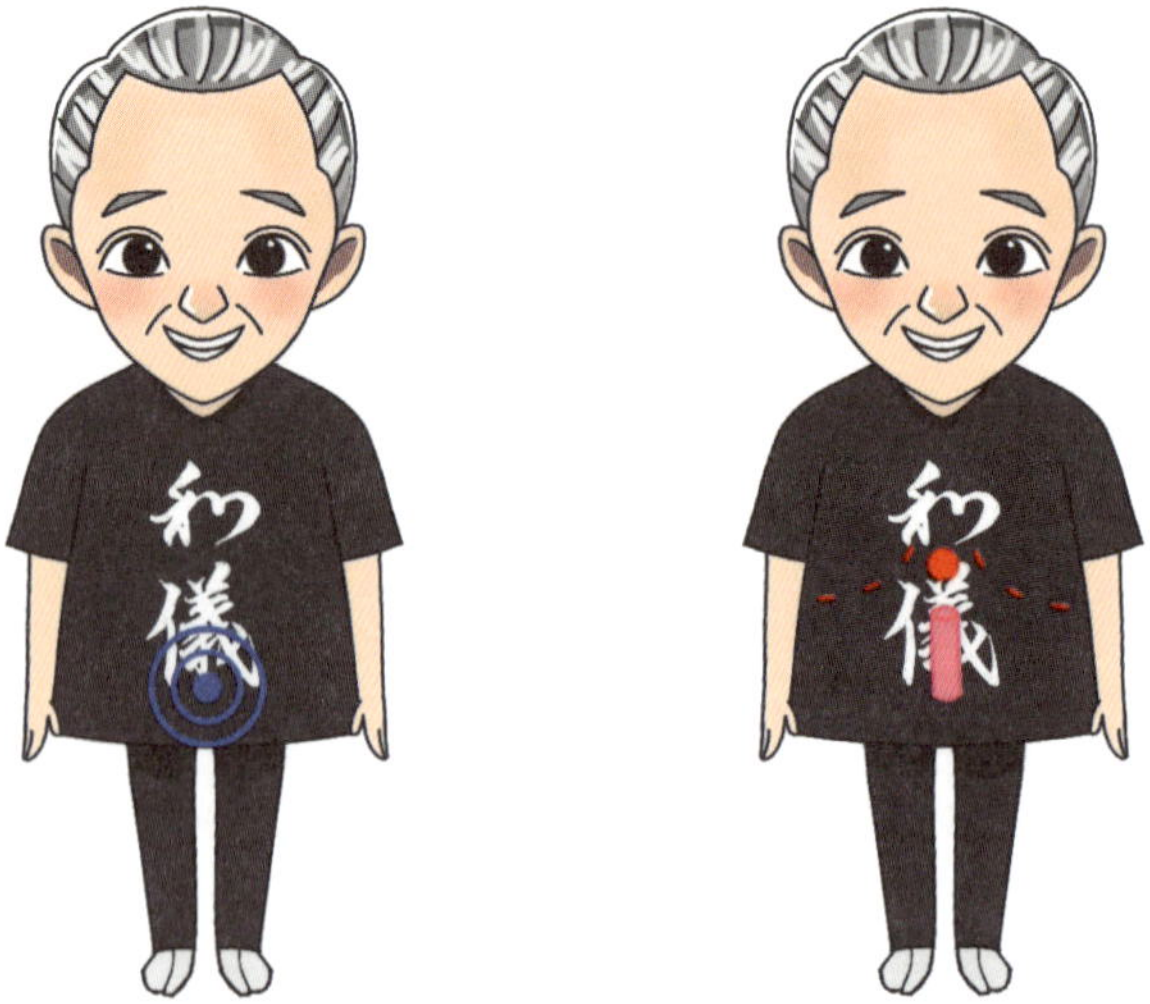

男性の丹田（左）と、女性の丹田（右）の違いです。丹田呼吸における「息を吐き切る」際に、男性は下丹田に球状に収縮する感覚で、女性は下丹田から筒状に中丹田まで引き上がる感覚です。

以上の丹田の位置は、84ページのイラストもご参照ください。

興味深いことに、和装着物の帯位置は、女性の着物は「中丹田」の箇所を締めるようになっており、男性の着物は「下丹田」を締める箇所となっています。

きっと昔の人は、意識してか、無意識か、丹田を支える重要性がわかっていたのでしょう。

ゆえに、和儀においては、総合的に呼吸法や発声法、歩行法、そして基本の構えにおいても丹田を重視し、修練します。

そうすることで、心身のバランスを取ることや健康寿命を延ばすことにつながる「唯一無二の健康法」だと自負しているのです。

ストレスが溜まったとき、体は緊張し、呼吸が浅くなりますが、丹田を意識した呼吸法を取り入れることで、深い呼吸が可能になり、リラックス効果が得られます。

丹田を意識した構えや歩行により、体幹が安定し、姿勢がよくなって、腰痛や肩こりの予防にもつながります。

和儀は身体全体の調和が取れ、健康で若々しい状態を保つことができる他にはない健康法だと言えるでしょう。

女性特有のお悩みも丹田で解決！

男性と女性の丹田の違いとは別に、女性特有の悩み解消というお話もしておきます。

近年、若い女性（小学生や中学生なども含む）のあいだで、尿もれや頻尿《ひんにょう》などの症状に悩む人が増えています。

これは、生活様式の変化が原因です。

椅子やソファなどに長時間座り続ける習慣や、スマートフォンやタブレットを使用する際の姿勢の悪さが要因となっています。

その結果、下半身の筋力が低下し、骨格が歪んでしまうことが多く見受けられます。

とくに、骨盤底筋の弱体化は重大な問題です。骨盤底筋が弱ると、膀胱《ぼうこう》が下がり、尿道を締める力が弱まってしまうため、尿もれや頻尿の症状が現れます。

さらに、重症の場合には、「骨盤臓器脱《こつばんぞうきだつ》」という、骨盤内に収まるべき子宮や膀胱などの臓器が、外に出てしまうという女性特有の症状を引き起こすことがあります。

また、骨盤底筋が弱くなることで、骨盤内の臓器をしっかり支えられなくなり、内臓が下がってしまう（内臓下垂）ということも起こり得ます。

このような状況になると、血液の循環が悪くなり、冷え症の原因にもなるのです。

女性特有のこうした問題を、予防・改善するために、和儀で骨盤底筋をきたえることが有効です。

丹田を意識した構えや呼吸法、摺り足などの動作を通じて、骨盤底筋を含む体幹の筋肉を強化できるからです。

和儀の修練を通して、骨盤まわりの筋肉を自然ときたえることができれば、内臓を正しい位置に保ちながら、血流を促進し、冷え症の改善にもつながります。

日常生活の中で和儀を実践することで、女性特有の不調を防ぎ、全身の健康を維持するための有効な方法となります。

普段から丹田を意識した生活を始めよう

「はじめに」でお伝えしたように、和儀の技法を身につけるために大切となるのは「左脳（理屈）」ではなく「右脳（感性）」であり、最終的には身体感覚です。

理屈として丹田呼吸を理解したとしても、すぐに日常から腹式呼吸や丹田呼吸をできる人は4分の1にも満たないでしょう。

私が和儀の指導をおこなっていても、同じくらいの割合で、そこから継続的に指導をさせていただきます。

ダンベル（ペットボトル）を使ってみたり、寝転がってもらったり、足の指の力具合に変化をつけたりと日数を経ることで、ようやく日常から丹田呼吸ができるようになるのです。

この変化のタイミングというのは、人それぞれです。

結局は「気づき」に至るか否かなのです。

ある日、突然「あ、これが丹田か！」と開ける感じです。

そもそも、現代人は長い期間、潜在的に呼吸とは胸式でおこなうものと思って生きてきたので、それを解きほぐしていくという期間がどうしても必要です。

ですから、本書をお読みいただき「そのときはできたと思うけど、健康に結びつく気がしない」と感じた方も焦らなくて大丈夫です。

どうかだまされたと思って、日常生活から丹田、あるいは腹式呼吸を意識するようにしてみてください。

椅子に座っているときや歩いているときなども、丹田を中心に意識して構えや歩行してみてください。

あるとき、フッと「気づき」のタイミングが訪れるはずです。

仕事の合間やリラックスタイムにも

医学的に言えば、肺というのは多くの方が思っている以上に、身体の下方まであります（インターネットで肺の位置がわかる画像を検索してみてください）。

きちんと腹式呼吸ができると、胸だけではなく、背中も膨らむはずです。

こういうことも気づきの一つです。

そこに気づいていないと、呼吸というのは思っていた以上に深く、身体の奥まで入れることができる（丹田呼吸できる）と認識できません。

こういった、これまでの常識を「右脳」や「身体感覚」で解きほぐす必要があります。

日常生活で座りっぱなしの時間が長くなりがちな現代では、意識して丹田を使った呼吸をおこなうことで、体の中心部をきたえ、バランス感覚を養う必要があります。

たとえば、仕事の合間や自宅でのリラックスタイムに、丹田呼吸を取り入れるだけでも「気づき」に近づけるかもしれません。

うまくいけば、日頃から丹田呼吸を用いることで、新陳代謝が活性化し、疲労回復も早まって、さらに免疫力も向上するので、簡単に心身の健康を向上させることができます。

また、仕事の合間と言えば、丹田呼吸は集中力の向上にも役立ちますので、今ここに意識を集中させることができ、雑念を払う効果があります。

これは、仕事や日々の学びにもつながり、日々の生活が、より豊かで充実したものとなるでしょう。

丹田呼吸が生き方を変えてくれる

日常からしっかり丹田呼吸ができるようになれば、全身の細胞に十分な酸素を供給できるので、1回の呼吸で吸収できる酸素量は劇的に変わります。

現代においては浅い呼吸が習慣化しており、これがストレスの蓄積や心身の不調を引き起こす要因となっているのは間違いありません。

じつは、**呼吸の酸素量が少ない人は病気になることが多く、ガンの発症率も高い**という統計もあるほどです。

全身に十分な酸素量を行き渡らせることは、きわめて大切なことなのです。

また、スマートフォンやパソコンなどを使いすぎると、ブルーライトが一日の活動や睡眠の時間を決めるサーカディアンリズムに影響を与え、睡眠障害や自律神経、ホルモンバランスの乱れを誘発すると言われます。

しかし、丹田呼吸を通して、副交感神経を優位にし、リラックス状態を強め、自律神経のバランスを整え、ストレスホルモンであるコルチゾールの分泌が抑えられていると、いくらブルーライトを受けていても、サーカディアンリズムに影響を受けないことがわかっています。

現代において、ブルーライトの悪影響を避けることはきわめて難しいのが現状です。

多くの健康法の中でも、このようにブルーライトに負けない効能を持つものは、まだほかに見当たらないのではないでしょうか。

丹田呼吸がいかに万能か、おわかりいただけたと思います。

がんばっているあなたにこそ学んでほしい

「すぐに日常から腹式呼吸や丹田呼吸をできる人は4分の1にも満たない」と言いました。

では、その4分の1の人は、いったいどんな人なのでしょうか。

結論から言うと「力の抜けている人」です。

腹式呼吸や丹田呼吸をすんなりとできる人というのは、脱力してお腹の内側を動かし息を押し出すことができるということです。

逆に「左脳優位」で、なかなか脱力して腹式呼吸ができない人というのは（これは「構え」についても言えますが）力んでしまっている、余分な動きのある人です。

つまり、日頃からがんばってしまうクセがついている人ということになります。

たとえば、そういう人に寝転がってもらって、目を閉じてリラックスしてお腹の上に手を置いてもらい腹式呼吸をするように指導すると、アッサリ理解してもらえることもあります。

日頃、過労や過重なストレスを募らせ、心身に不調が起こってしまうような、そんながんばっている人にこそ、和儀の技法を日常に取り入れてほしいと思っています。

現代人の我々にとって、成果を出そうとか、余裕を得ようとすると「目に見えやすいもの」や「数値化・データ化しやすいもの」に飛びついたりしがちです。

しかし、本当に余裕を得ることや心身ともに充実させるためには、目に見えない、そして意識できない「丹田」や「軸」というものが大切です。

まさか、誰もが当たり前にしている呼吸が、人生や健康を大きく左右するとは思わない人も多いかもしれません。

ですが、浅い呼吸で日々過ごすというのは、生きていくうえで本当に大きなデメリットを生み出します。

和儀において重要としている「構え」「呼吸」「摺り足」いずれも、脱力をすることでうまくいくということは、がんばっているすべての人に伝えたいことです。

構えと呼吸、摺り足は丹田により相互作用する

和儀の構えにせよ、摺り足にせよ、脱力することでうまくいくのですが、それらには「天地人」を貫く「軸」が必要となります。

無理なく正しい対応をすることでうまくいくというのは、身体の使い方だけではなく、人生のあり方にも通じるものがあります。

落ち着いており、物事に動じない人のことを「腹が据わっている人」と表現しますが、これは丹田を中心にうまく行動できる人だからです。

反対に、息が浅い胸式呼吸で精神や行動に安定性がないときに「胸が高鳴る」などと表現するのも同じです。

身体感覚と精神、そして人生のあり方というのは相互作用しています。

最大限の成果を出すための心理的状態を、よく「ゾーンに入る」とか「フロー状態になる」と表現します。

これらは、いずれも高い集中力を発揮して成果を発揮するものとされていますが、両者は決定的な違いがあります。

それは「ゾーンに入る」のは一心不乱に目の前のことに打ち込む状態であり、「フロー状態」はリラックスして自己をも含めた俯瞰した視点で集中する状態をいいます。

和儀における「構え」「呼吸」「摺り足」をうまく相互作用させるためには、フロー状態が望ましい状態であり、ゾーンに入るといった近視眼的な視点ではうまくいきません。

そして「構え」「呼吸」「摺り足」をうまく相互作用させることができるのであれば、自己を含め人生そのものも俯瞰して思考できるようになるでしょう。

かつて世阿弥《ぜあみ》が説いた「離見《りけん》の見《けん》（自分をはなれ観客の立場で自分の姿を見ること）」は、演技における演者のあるべき姿と同時に、人生における人のあるべき姿を説いたものとも言えるのです。

正しい構えをおこない、丹田呼吸をし、丹田を意識した歩行をすることで、身体のすべての動きが調和し、他者や社会とも調和して健康的な幸福な生活を送る基盤を築けるようになります。

それが和儀の「極意」です。

俯瞰して「我」を見つめよう

和儀を学ぶことで到達すべきは「俯瞰して我を見つめる」ということです。

本書を通して、一貫して丹田を意識した呼吸法や身体の使い方を説いてきましたが、最終的

に焦点を当てるべきは「俯瞰して自分自身を見つめ直すこと」です。

身体の動きや呼吸に注意を向けることは、自己観察と自己認識の修練でもあります。

この修練を通じて、私たちは自分の内側にあるエネルギーや心の状態に気づき、それを調整し、より健康でバランスの取れた状態に導くことができるのです。

自己観察は「離見の見」が重要ですが、ただ単に外形的な姿勢や動きを整えるだけでなく、身体の内側はもちろん、感情や精神の状態を見つめることを含んでいます。

呼吸を整え、丹田を意識することにより、心の静けさを取り戻し、現代のストレスフルな生活環境に打ち勝ち、心身の健康を保つことが大切です。

自分自身の心の声を聞き、体が何を求めているのかを知ることで、真の健康が達成されるでしょう。

和儀を指導する際、ときに「無心」という概念を説くことがあります。

無心とは、無意識の状態でありながらも、身体のすべての感覚が研ぎ澄まされている状態です。先に述べたフロー状態とも通じます。

日々の忙しさやストレスの中で、この無心の境地に達することは簡単ではありませんが、和儀の練習を通じて、少しずつその境地に近づくことが可能でしょう。

俯瞰した視点を持ち、無心の状態になることで、私たちはより深い健全な精神状態と身体を得ることができ、心身ともに調和が取れた状態を保つことができます。

また、和儀の実践を通じ、自分の内面と向き合う時間を持つことは、自己成長にもつながります。

身体の動きに集中し、自分の呼吸を感じることは、自己認識を深めるための手段です。自己認識が深まることで、自分の長所や短所を理解し、よりよい生活習慣を選択する力が養われます。

さらに、身体と心のバランスが取れると、人間関係や仕事のパフォーマンスも向上し、より充実した生活を送ることができます。

「俯瞰して我を見つめる」ことは、和儀の根底にあるテーマです。

呼吸や身体の使い方を意識的に整えることで、自分自身との対話が始まります。

これは、単なる身体的なトレーニングではなく、心と身体のバランスを見つけるための深い自己探求の道でもあります。

毎日の修練を通じて、私たちは自分の内側にある静けさと強さを発見し、それを生活の中で活かすことができるのです。

みなさんが、和儀に少しでも興味を持っていただき、健やかな心身の向上と俯瞰した自己観察を実現し、美しい生き方を実践してくださるということを願っております。

茂山千三郎（しげやま・せんざぶろう）

1964年生まれ。祖父・三世茂山千作（人間国宝）、父・四世茂山千作（人間国宝）に師事。

三歳、「業平餅」童にて初舞台。50カ国におよぶ海外公演をはじめ、他ジャンルとの交流、また演出家としても活躍。デビュー作ミュージカルドラマ「ＯＮＡＴＳＵ」では現代劇・オペラ・ミュージカル・狂言をユニットさせ好評を得る。2013年堺シティーオペラ「ちゃんちき」の演出で「UFJ信託銀行奨励賞」受賞。落語立川志の輔、中国古筝伍芳、二胡奏者チェンミン、夏川りみ、など数々のコラボに挑戦し、京都大学前総長 霊長類学者 山極壽一とともにゴリラの一人狂言「ゴリラ楽」発表。1999年「京都府文化奨励賞」2004年「京都市芸術新人賞」2014年「京都府文化功労賞」受賞、2021年新しい時代の幕開けに、茂山千五郎一門から独立、父・祖父から受けた薫陶を咀嚼し、自らの狂言道を極める決意をする。

■装丁　福田和雄（FUKUDA DESIGN）
■編集協力　服部真和
■企画協力　坂東秀華
■モデル　髙田彩美
■イラスト　RIRIKA

カラダが20歳若返《さいわかがえ》る！和儀《わぎ》
医師《いし》もみとめた狂言《きょうげん》トレーニング

発行日　2024年12月 7日　第1版第1刷
　　　　2025年 5月28日　第1版第3刷

著　者　茂山《しげやま》　千三郎《せんざぶろう》

発行者　斉藤　和邦
発行所　株式会社　秀和システム
〒135-0016
東京都江東区東陽2-4-2　新宮ビル2F
Tel 03-6264-3105（販売）Fax 03-6264-3094
印刷所　三松堂印刷株式会社　Printed in Japan

ISBN978-4-7980-7307-1 C0075